U0256892

武宗杨 著

辣妈少女心

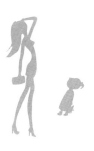

青岛出版社
QINGDAO PUBLISHING HOUSE

图书在版编目（CIP）数据

小日子：辣妈少女心 / 武宗杨著. -- 青岛：青岛出版社，
2018.8
ISBN 978-7-5552-7438-4

Ⅰ. ①小… Ⅱ. ①武… Ⅲ. ①妊娠期－妇幼保健－基本
知识②产妇－健美－基本知识 Ⅳ. ①R715.3②R161

中国版本图书馆CIP数据核字(2018)第163338号

书　　　名	辣妈少女心 LAMA SHAONÜXIN
著　　　者	武宗杨
出 版 发 行	青岛出版社
社　　　址	青岛市海尔路182号（266061）
本 社 网 址	http://www.qdpub.com
邮 购 电 话	13335059110　0532-68068026
策 划 编 辑	周鸿媛　王　宁
责 任 编 辑	曲　静
装 帧 设 计	丁文娟
印　　　刷	青岛海蓝印刷有限责任公司
出 版 日 期	2018年11月第1版　2018年11月第1次印刷
开　　　本	32开（890毫米×1240毫米）
印　　　张	6.5
字　　　数	150千
图　　　数	260
印　　　数	1-8000
书　　　号	ISBN 978-7-5552-7438-4
定　　　价	45.00元

编校印装质量、盗版监督服务电话：4006532017　0532-68068638

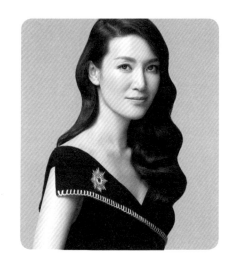

"你的梦想是什么？"

一个简单的问题，被问过无数遍，每个人都能回答得热血沸腾。

"你想如何实现你的梦想？"

同样是一个简单明确的问题，然而大部分人失去了他们侃侃而谈的能力。

比起其他行业来，时尚领域是一个更需要梦想的地方，每天这个词都会在我耳边响起很多遍，然而大多数都像美丽的肥皂泡，短暂的绚烂过后就不知所踪了。

只有极少数的人，以梦为马，坚定不移地前进。天赋的超众才华与坚若磐石的决心，也许要再加上一点点运气、一点点异想天开——这几项元素，几乎可以在所有光耀时尚史的传奇人物传记里找到。

在我们的时代里，也不缺少这样的示范。读历史的法国女生Natacha（娜塔莎）因为迷恋一条巴黎世家的裙子而爱上这个品牌，继而坚决地转学读时装设计。之后，她凭借不懈的努力成为这个品牌的实习生，18 年后，她成为 Chloé（蔻依）的创意总监。

这种对于梦想的实践贯穿于 Natacha 的工作与生活之中。"做设计师最好玩的就是你要创造一种可以造梦的意象，但构建这个梦境的每一块砖，都要具备进入真实生活的实力。"

"梦想"在不同的语言体系中都是个很简练的词汇——dream，rêve，Traum，Drømme，Sogno……

因为职业的特殊性，我经常有机会和全世界时尚业最顶尖的那群人聊一些有意思的话题，关于梦想是我们最常谈到的，无关国籍、信仰、文化，梦想具有穿透一切屏障的力量，让每个人都说到双眼发亮。

一个明显的结论是：通往梦想的天梯，每一阶都需要全情投入去征服。正如 23 岁的 Calvin Luo（卡尔文·罗）描述他跻身纽约时装周两年来的感受："做这一行，光有热爱是不够的。"

不止一次，年轻的实习生在上班的第一天都会双眼闪着光，激动地说："我终于加入了这个梦想中的团队——《时尚芭莎》。"

我总是微笑着，在心里默默回答："那么，就不要让你的梦想落地。"

沙小荔

《时尚芭莎》执行出版人兼主编

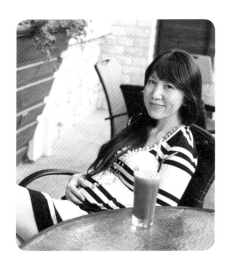

这本书的第一版大部分写于我坐月子期间，这具有非凡的意义。一方面它意味着坐月子只是身体的事，脑子不能傻掉；另一方面瘦身这件事的确是女人一辈子的事业，没有一个月是例外。

接到编辑再版的邀请，我的女儿已经 5 岁了。在这 5 年里，我和她一起用更加清澈的眼神、更加纯真的心看这个世界，心境也在发生着改变。我承认，在刚刚生下她的时候，我关注更多的是自己，所以那时候写下的文字都是满满的"鸡血"。我总是在提醒自己，千万不能长斑！千万不能没有腰！千万不能身材走形！千万不能胸下垂！心里觉得如果我没有做到，就违背我作为一个美容编辑最起码的职业道德了。我们每天在各种文章、图片里叫嚣着给大家"洗脑"的内容，就都成了自相矛盾！现在回过头来看那时的文字，没有什么不对的，但似乎有些上纲上线了。所以也特别感激编辑王宁给我这一次重新梳理的机会，让更多务实、宽泛、适用于更多人的内容得以出版。

现在的我，正坐在从那不勒斯回国的飞机上，15 个小时后才会抵达。所以你看，我的工作没有变，这是我在芭莎的第 11 个年头，我依然在第一线的采访、活动、拍摄中忙碌，这依旧是我最热爱的工作，也将是我一生的挚爱。

目录

我们不只是母亲，还要做个称职的花瓶 **产后篇**

Part
2

目录

买买买，美美美！辣妈全球血拼计划 **剁手篇**

Part 3

结束语

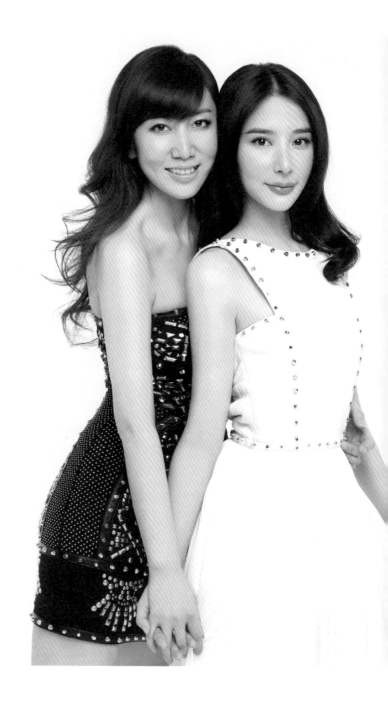

那些年
我们一起混过的时尚圈

这是一群热爱美,愿意花心思去琢磨怎么才能变得更美的人;这是一群好奇心极强,要把每一种皮革、每一种成分区别在哪里搞清楚的人。他们和手艺人、艺术家一样,年复一年,在一个领域里历经打磨,是浸泡在这个世界上最美好的服装面料、最柔软的皮革、最闪耀的珠宝、味道最丰富的花香中的人。

　　我的出版社编辑宁是一个很好、做事超认真的青岛女孩，再版之际她让我一定要写写我的日常工作和生活。因为每次她来北京我都拎着一袋没上市的美妆新品送给她，看她受宠若惊的表情，我知道她心里一定说：这工作也太幸福了吧。之后我们的谈话内容可能都不再是重点，因为她的小心肝早就飞进了那些美到爆的产品堆里。

　　每个月我们都会交流写书进展，我不是说我在拍某某当红鲜肉或仙女晚点回复她，就是和某品牌创始人在进行下午茶采访不方便接电话，或是在国外某个奢华酒店体验当地特色的 SPA，手机没有信号。在她眼里，我的工作像一张镶了金边的全球风光明信片。为了破除她错误的判断和迷思，我想我的确有必要真实地描述一下，我的工作到底是干啥的。

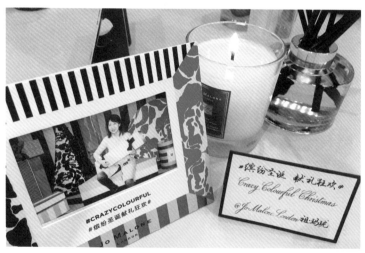

| 参加各种品牌美美的发布会是美容编辑工作的日常

为什么无数人挤破头要进时尚圈?

　　我刚刚嫁给我老公的时候,我婆婆对我的工作很鄙视。她不止一次跟我说,要不要在部队宣传口帮你物色个工作啊,待遇可能没有你们好,但是做的事可能更有高度和价值。什么?我们的工作没有高度吗?我们明明是"宇宙大刊",有150年历史了好吗?我们的工作没有价值吗?我做了16年时尚编辑,一直觉得这是世界上最有价值的工作呢!再有钱可是不会花的人需要我们,没有钱想要高性价比的人需要我们,有一点钱想要显得有钱、有品位的人更需要我们,难道还有比我们做的工作更有价值的工作吗?而且这份工作没有年龄限制、职业限制、地域限制,简直是惠及普罗大众、"普度众生"啊。

　　在芭莎工作了11年,我见证了很多怀着各种梦想来的男孩女孩的成长变化——

　　有真心爱设计、重细节的Bing,他只身去纽约读了FIT(纽约时装技术学院),做我们的驻纽约记者,写了无数篇好品位、坏品位、奇葩品位的时装评论稿。今天,他的自创鞋品牌已经进驻高端百货公司,经营得风生水起。

　　有从毕业就梦想着做时装媒体,在各大杂志打拼、无数次在时尚大厦楼下仰望的Penny。她曾是我们的新媒体主编,现在又继续在京东金融绘制着她新的蓝图。她让一个时尚人的外延更宽泛,不仅仅可以和喜欢时尚的人沟通互动,更可以和其他的行业串联,让所有的画面、氛围更棒,更潮,这是一件多么美妙的事。

　　有在我们办公室兼职了两年,最后走上公关市场道路的Amanda。她30岁才离开已经小有成就的钢琴培训领域,和办公室一

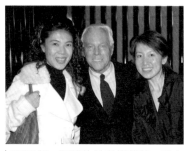

2006 年，和我的前老板苏芒、意大利国宝设计师 Armani（阿玛尼）先生在上海

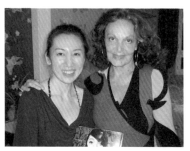

2009 年，采访美国传奇设计师 DVF

群小她 10 岁的毕业生一起从寄快递、分拣产品做起，就是因为一颗追求美的心，就是希望每天可以抚摸到那些美丽的瓶瓶罐罐，跟懂美的行业专家聊聊逆龄方法。和人生追求比起来，待遇、头衔都变得不重要了。

有并肩工作过四五年的 Yoyo，一对双胞胎女孩的妈妈。她画的手稿堪比动漫原画设计师，她创作的所有杂志参考图、版式如果留下来装订好，简直就是一本无敌精美的手绘版杂志。现在她飞到大洋彼岸的西雅图，读书、重新恋爱、再生子，甚至把家里的猫也接去了西雅图。

还有太多太多这样注重美感、喜欢设计、讲究细节的男生女生。做杂志并不是他们一时冲动而为，他们也绝非为了一个大媒体的光环而来，这群人的内心有一个共同点：追求好审美远远比赚得多、头衔体面、被崇拜更加重要。

他们一方面对自己的审美要求高，出门怎么打扮绝不凑合，不然宁愿不出门，从发型到色调到配饰不说一定多时髦、多有看点，但务必适合自己，能过自己心里那一关。家里的色调不能违和，装饰细节要有加分亮点，同时伴侣的穿搭也要得体登对。

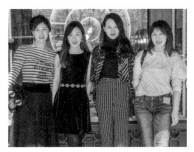

| 2018 年，在巴黎娇兰旗舰店

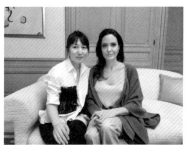

| 2018 年 1 月，作为中国唯一一家媒体采访 Angelina Jolie（安吉丽娜·朱莉）

　　对自己的审美要求再提升一个等级，就会对这个社会、对身边人负有一种使命感。他们总是忍不住要为身边人推荐好东西，忍不住对明星的雷人造型说上几句，忍不住对今年的流行色、流行款式多看几眼，忍不住去研究一个绝妙产品背后的故事，就是这样的"忍不住"，成就了一群时尚媒体人。

　　我从来都觉得时尚编辑是一个很高尚的职业。正如外界所说，我们赚着买 ZARA（飒拉）、H&M（汤恩斯莫里斯）的钱，却每天品评着爱马仕、普拉达的流行趋势。但这没什么，因为我们今天买不起香奈儿外套，并不能阻止一颗懂得斜纹软呢好在哪里的心。这是一群热爱美，愿意花心思去琢磨怎么才能变得更美的人，这是一群好奇心极强，要把每一种皮革、每一种成分区别在哪里搞清楚的人。他们和手艺人、艺术家一样，年复一年，在一个领域历经打磨，是浸泡在这个世界上最美好的服装面料、最柔软的皮革、最闪耀的珠宝、味道最丰富的花香中的人。他们见过真正的好东西，哪怕这些东西自己没有花钱买下，但依旧年复一年练就了他们最挑剔的眼光、最敏感的鼻子、最禁得起时间考验的品位。如果你身边刚好有一个做时尚编辑的闺密，那真的恭喜你，因为你同时拥有了一个潮流顾问、八卦来源和鸡血制造者。

杂志的选题到底是如何诞生的？

在对待选题这件事上，时尚媒体和传统新闻媒体从业者的态度是一样的：选题就是媒体的灵魂。没有选题就没有接下来的一切。通常杂志的选题会在出版之前3个月开始筹划，也就是说你春节看到的选题其实是编辑们前一年11月拟定的，而你看到的各种十一的度假方案其实是编辑7月就酝酿好的。

一本杂志一般会在每年的10月份开始做下一年的策划，比如1月开年，2月的春节、情人节，3月春夏开季，5月的小假期出游，7月的海岛游，9月秋冬换季，10月的长假，12月的年底派对和礼物，这些都需要提前考虑好，留出档期。

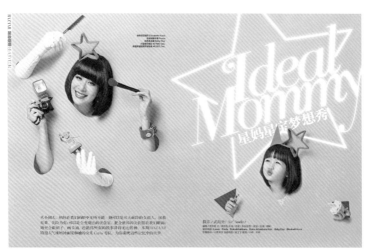

| 《时尚芭莎》2014年5月号母亲节专辑

除了时令，大型事件也是固定要考虑的，例如戛纳电影节、奥斯卡、维密大秀和每年两季的米兰、纽约、伦敦、巴黎时装周，还有 6 月的高定时装周，都会在杂志中占有固定月份的位置。

这几年，明星艺人的电影或电视剧档期也开始成为杂志提前排期的指标，例如《如懿传》《盗墓笔记》等，暑期档、贺岁档、圣诞档的大戏会提前一年就和媒体约定推广宣传的月份，领衔明星或重要的明星、导演团队的封面也会一同商定好。

好，接下来才是每一个月的选题设置。一个好选题是如何诞生的？我曾经专门就这个主题做过很多次新员工培训。它真的不是一些才华、一个火花就能成就的，要具备很多的要素，简单说就是"人无我有，人有我优"。每个时尚媒体都做维密大秀，都做时装周，不仅是大媒体，各类门户网站、新闻媒体、自媒体也无一例外，那怎么才能脱颖而出？这绝不是一点小聪明就能做到的，需要的是官方渠道和资源、良好的整合能力、把控时间的执行力和一点点好运气。其他人采访不到刘雯、何穗，你却有她们的私人微信；其他人约不到维密超模的拍摄，你在巴黎有品牌合作多年的摄影师渠道；其他人没法进到后台拍花絮，你却被品牌邀请随意闲逛 1 小时；其他人只有官方统一照片，你却有维密超模吃饭、休息、敷面膜、聊天的私密视频；其他人有采访，你却有超模独家语音祝福，以上如果你都能做到，那么这个策划就成功了一半。

再接下来就要考验编辑的运营能力了。一个不会宣传推广的编辑不是一个好编辑，做了再多好内容却无法让人期待、让人知晓，那也是闷在葫芦里，毫无意义。你需要有"海陆空"的宣传炒作经验，微博有各位超模转发，微信有头条推送，各处申请转载，朋友圈有小视频刷屏，ins（一款移动社交软件）上收获数万点赞，各大视频网站有独家幕后花絮，所有的一切汇总到一起，才算得上一个成功的选题策划。

美容编辑就是每天涂涂抹抹？

毫不惭愧地说，每一个资深美容编辑每年要开瓶 500 支以上，也就是每个月 40 支以上，每天至少 1 支新瓶。

除此之外，他们还走在整牙、染发、医美注射、桨板瑜伽、混合健身（cross fit）、搏击等各种新项目体验的最前沿。所有国际热门的项目在刚刚进入国内时，都会邀约大媒体的美容编辑进行抢先体验，听取他们的意见反馈。并不是说他们是行业专家，而是因为他们不仅了解一家的产品，还是这个市场上的千里眼、顺风耳，可以和品牌交换多方意见，他们带来的信息来自行业内、竞争品牌以及消费者，丰富且新鲜。这也是为什么 P&G（宝洁）、雅诗兰黛集团等多个大型美容品集团都会每一两年就专门举办媒体 KOL（关键意见领袖）分享会，甚至会在产品上市前一年就举办这种私密会议。

我在成为美容编辑之初，是连精华液、乳液也傻傻分不清的"小白"，但好品位都是拿钱堆出来的，这话一点都不假。经过十年如一日的浸泡，我身体的每一寸肌肤都已经被各大品牌的明星产品包养，哦不，是保养过。脸试不过来了就拿手试，手抹完了就在手臂上试，再不行还有腿和脚，每一寸肌肤都是新品试验田。

你可能以为，这不就是一个女孩所谓的天堂吗？！一开始的确是的，每一天都在香香的、滑滑的各种精华乳液中穿梭，胸啊腰啊，该长大的有丰盈提升精华，该缩小的有紧致燃脂精华，身体肌肤该嫩滑的就去角质，该消除色素沉着的有身体美白产品。按理说，有了这么多的好产品，我的身体不应该有一丝瑕疵，不然根本对不起这份工作啊。

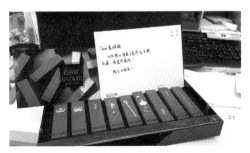
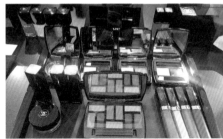

2017 年推出的芭莎红品牌口红得到了半个娱乐圈明星和达人的支持

2017 年，在意大利那不勒斯体验新品

很多时候，想象总是和现实有着差距，而且差距还不小。

我本身是混合性偏油加敏感肤质，大学时候长了一脸的青春痘，所以刚刚工作的时候顶着一脸痘印痘坑，那时候不懂怎么专业地护肤，也曾被各种公立医院的消炎杀菌的药膏药水摧残过，导致皮肤长期水油不平衡。后来慢慢懂得一些知识后，我开始注意清洁、补水和保湿，但是同时还要试用大量新品，就又会产生敏感、营养过剩和刺激，所以过去的这十年，我基本上一半时间在体验新品的活性成分，另一半时间在修复敏感。而且我也和你们一样，会被快速神奇的医美项目吸引，水光针、光子嫩肤、激光、果酸焕肤都试了一个遍，自然又增加了肌肤无法负荷的概率，长此以往，你可以想象皮肤承受的风险有多大。最近几年，我慢慢在做护理的减法，不适合自己肤质的产品只在小范围试用，或是干脆试在脖颈、耳后、手臂，并不拿脸来做赌注，医美项目半年才会尝试一次，也只选择适合自己的，这样才渐渐养成比较平稳的肌肤状态。

所以说，甲之熊掌，乙之砒霜，并非好的东西就一定会带来好的结果，不适合自己的东西只会成为负担。美容编辑也可能自带先天肤质不好的基因，如果本身底子不足，在长期潜心琢磨实验下，的确可以在自己的基础上日益好转，但并非就能"飞升上仙"。而有些人天赐好皮囊，也许一辈子都不知道什么 Pitera（日本化妆品品牌 SK–Ⅱ 专利成分）、神奇活性精粹，却依然能四五十岁还娇艳如花，这种不公平也是无法觊觎的。

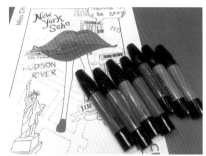

| 各大品牌新品第一时间试用

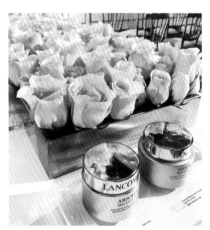

| 美美的品牌发布会现场是我比办公室
还要常待的地方

千万富翁都买不到的见识和好品位，
就是一个时尚编辑最大的财富

为什么时尚媒体行业并不见得工资多高、福利多好，还是有很多人一辈子执着于其中？它的平台背后加载的丰富经历应该是最大的一个原因了。

媒体的核心工作，就是去见证、记载这个时代中刚刚出现或即将出现的新事物。

2017 年，几家主流时尚媒体和知名 KOL 被 Chanel（香奈儿）邀请一起去意大利的那不勒斯，追寻现任彩妆总监 Lucia Pica 在家乡的足迹。这个城市是她长大的地方，所以她以自小熟识的专属于那不勒斯的建筑颜色、海面的微光感、教堂的金属细节，编织出 2018 年春夏的彩妆系列产品。媒体团的参观时间大概在新品上市之前 9 个月。这就是时尚编辑的常态，他们会第一时间看到要很久以后才能面世的产品，并近距离和创始人、研发专家交谈，得知他们创作背后的故事。Lucia 告诉我们，她非常喜爱那不勒斯的朱砂红色，比大红要旧一点，很多当地的历史建筑上都有，在庞贝那个 2000 年以前的历史遗址中也可以找到它的痕迹，它深邃、不刺眼，非常地时髦。

媒体团游览的路线也和一般旅游团大不相同，在意大利某位隐匿的王子的私家博物馆里，我们看到了几件惊世骇俗的雕刻作品。大理石雕刻的薄纱外衣真的让我们叹为观止，要用这么坚硬的材质去表现人像上那件层层叠叠、流动轻盈的薄纱，创作者要有怎样的勇气啊。而且后来我们专门上百度搜索了这位私藏超级丰富的王子，竟然完全没有中文记载。而这里所收藏的薄纱大理石雕塑就算在梵蒂冈博物馆、卢浮宫我们也没有见到过。

这位王子还有个"奇葩"爱好，就是喜欢做化学实验，在当时肯定属于疯子一类的人物。他会炼金术，还把炼出的一种液体灌注在奴隶体内，这种液体会让血管固化，所以我们在博物馆里面见到了两具尸体，体内的血管清晰可见，像塑料管一样交织成一张大网，赤裸裸地呈现在游客面前。

除了文艺、文化上的不为人知，品牌方也会搜罗全世界的好地方、好东西呈现给媒体。他们说起办活动的地方时总会加一句：这里不对外开放。某大户的私家官邸、某王侯贵族的城堡，都是品牌喜欢挑战的活动场地。

品牌方带媒体人出去，总要有些娱乐项目。兰蔻曾经为了推崇"金纯"系列的新生力，带媒体大部队到尼泊尔看日出；碧欧泉为了推防晒产品会让大家体验漂流、高空绳索等户外挑战；欧舒丹用热气球载着媒体朋友看自然风光，以此来烘托品牌的南法自然力；相宜本草则

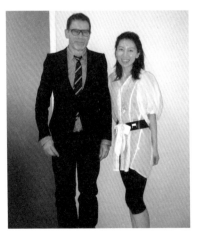

2007 年，在意大利采访当时的 BOTTEGA VENETA 全球创意总监 Tomas Maier 先生

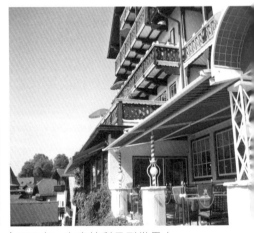

2008 年，在奥地利见到世界上最美的彩色小镇

在 4000 多米的高原上搭起帐篷，用露营来迎接品牌的藏红花风情。

在这些安排之中，各种专家自然是少不了的，所以户外教练、植物学家、成分达人、品酒师、调香师、瑜伽高手、花艺师、茶艺师都会在活动中上场，让互动和认知相得益彰。

于是过了很多年，时尚编辑成了眼观六路、耳听八方的多面手。他们固然不一定什么都精通，但是礼仪、品位方面却得到了最好的熏陶和调养，来自世界各地的生活方式专家都成为他们见识和品位提升的一层层阶梯。

太多人问过我，为什么一直留在这个位置上，就没考虑过待遇更好、职位更高的地方吗？当然我也犹豫过，但是这一份周游世界的经历，与最有趣、最优秀的人过招的机会，实在是用千万金钱也换不来的。我太珍惜这份稀有的机遇，在它和金钱、地位面前，我毅然选择了前者。

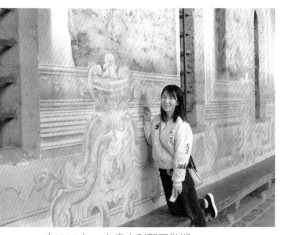

| 2017 年，在意大利那不勒斯

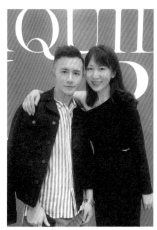

和你们爱的各位博主 KOL、网红都是常常见面的好朋友

人人都用美颜相机的年代，
杂志大片都在拍什么？

几个月以前的一次选题会，时装总监提出来，要不要用手机拍一次封面？去年 10 月份，GQ（知名男性杂志）的一条微信用一种极度美颜的效果呈现了一组男装大片，那平面杂志的时装大片到底是什么？会不会终有一天它就消失了呢？

还记得我刚刚加入芭莎的时候，大片策划是每一次选题会中最精彩激烈的环节。视觉编辑会拿着一大摞辛辛苦苦从国外机场背回来的国内没有发行的时装杂志（对，那时候还没有苹果手机和 iPad），一一琢磨国外摄影师的拍摄细节，汲取灵感，再翻出他们当时的"圣经"——一本时装周所有品牌的模特走秀宣传册，用一件件走秀款解释着自己的拍摄创意。至于拍摄地，那时候更加没有"滴滴出行"，去遥远的郊区看个景儿就要花费一天的时间，但是各种废旧工厂、乡间马场、修理车间、洗车房、足球场、拳击台、刺绣工坊、植物园、游乐园都被时装编辑们掘地三尺地找出来，与国际大牌时装搭配，表现出他们脑海中或冲突或和谐的艺术画面。

到了杂志的纪念刊，编辑们更会把眼光放大到这个地球，哪里最有异域风情？哪里拍片最出效果？这些答案都成为他们穷尽各种可能奔赴的目的地，这才有了 YSL（圣罗兰）时装与大象同框，Rihanna（蕾哈娜，巴巴多斯籍女歌手）和鲨鱼共舞的画面。时装大片是最具有想象力的内容创作，不能平庸，不能生活化，不能粗鄙，不能过时，一切都需要好的，更好的，最好的。

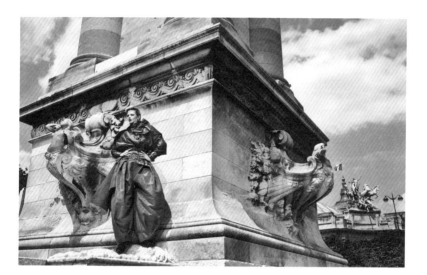

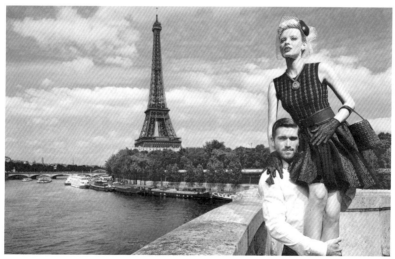

| 为《时尚芭莎》2013 年 10 月刊制作的法国专辑大片　摄影 / 武海勇

当然，在时装大片里，也会有每一个时代的烙印。关于上个世纪的人类登月，芭莎曾经制作过超大的太空专辑，让模特明星与宇航员亲密接触，使发射基地成为华服的秀场。今天，90后执迷于自拍、吃麻辣小龙虾、打游戏，时装大片也会用更加高调的方式记录他们的生活，让你在画面中既感到共鸣，又有一丝意外。

制作美容大片是更加细致的技艺，就像一个画家在作画，化妆师的巧手已经到了匪夷所思的地步。我曾经和所有一流的中国化妆师都合作过，给他们提出怎样难以置信的要求他们似乎都能做到。比如我曾经要求君君把黑色钢丝、乐高玩具、骨瓷盘子通通别在模特的头上，让张梦音根据一顶京剧头饰创作出现代版摩登晕染的彩妆，让张宇模仿鳄鱼皮的质地画眼影，让王亚飞把红色的BAZAAR字母像文身一样画满模特的脸庞，让春楠把睫毛做出蕾丝一般的效果……所有这些他们都接受了，而且完美地呈现了出来。化妆师是这个世界上最会创造美的一群人，他们不仅懂得扬长避短，更懂得化腐朽为神奇。

当然，现在的媒体活动也会有大票网红参与，我逐渐发现，参加活动对他们而言最重要的就是拍照。他们会在一个地方细微地变换几十种姿势，连拍出上百张照片，然后选出一张最好的，用至少两种修图软件修饰，再用两种以上滤镜增强效果，这还要结合拍摄当地的风格是偏复古、偏文艺，还是偏犀利。他们的拍摄在我看来同样是一种创作。他们的照片是晒给普通人看的，让普通人觉得自己也可以这样精致、这样美，但当我真的看过他们的工作流程后才知道，这些美的背后，工作量也是巨大的。

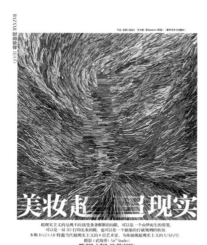

| 2015年10月在《时尚芭莎》纪念刊创作的大片。摄影师 / 武海勇（Air2 Studio）

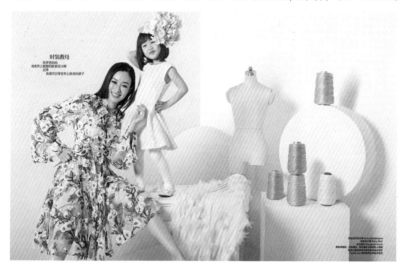

| 《时尚芭莎》2014 年 5 月号母亲节专辑

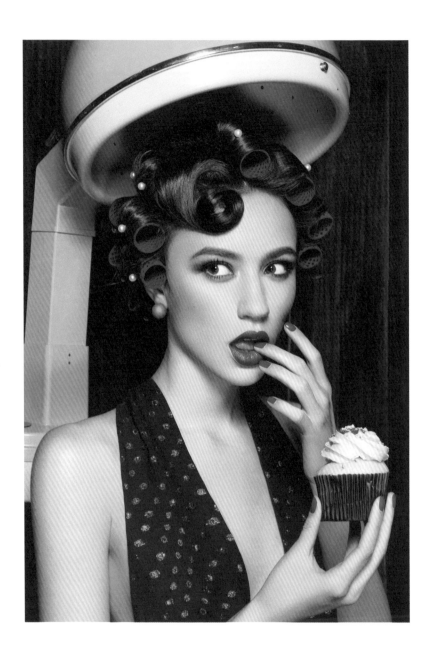

明星的每一缕头发都有人伺候！
所以才有完美的红毯照好吗？

时尚媒体人和明星的关系有多近？这么说吧，周迅来我们杂志社做客座主编的时候，办公室里没有一丝喧嚣，大家平淡地看着她走过每一个座位，直到老板后来忍不了了，说："这是周迅好吗？！你们快来和她合影啊。"徐静蕾曾亲自策划过我们一期职场专刊，那一周，她和她的团队每天在我们会议室办公，亲自把关当时《杜拉拉升职记》的每一套拍摄服装、台词、拍摄场景。去年的芭莎慈善夜，章子怡刻意撩开衣服露出肩膀拍照的时候，我们就在她正对面。而真的拍摄明星大片或视频节目时，我们的距离自然更近，也就 20 厘米吧。

Q： **他们的肌肤是不是真的如偶像剧里那么好呢？**

A： 这一点必须承认，明星首先是普通人里面天资比较好的一群，特别是现在的 90 后明星，更是经纪公司拿尺子量着挑出来的。他们无论男女，都脸小，适合上镜，皮肤底子好，身材偏瘦。

另外，他们因为职业需要，必须比普通人更加注重保养，用更好的产品，更认真地卸妆清洁，定期做面膜，看中医调养，打打激光，所以皮肤状态大部分都是很好的。

至于说我合作过的明星里谁的皮肤最好，好吧，我觉得是李宇春和周冬雨。

Q: **她们的发型怎么能那么卷度自然、乱而有序呢？**

A: 头发是上镜的时候最难伺候的部分，因为头发丝难免会乱飘，飞到脸上影响上镜。所以如果你到过大片的拍摄现场，一定能看到两三个造型助理时刻拿着发胶、梳子、发蜡，每隔几分钟就要给明星梳头。在拍摄现场，发型师会比化妆师更加操心。

而大家看到的"女神卷"并非我们平时就能轻松驾驭的，一般都是很有经验的发型师用吹风机吹出来的，那些卷比卷发棒卷出的卷更蓬松、更有弹性。吹好的卷再喷上很多很多的定型发胶，一般能坚持 2~3 小时，时间再长卷度就会不那么明显了。

另外，所有明星盘发前都要先给头发上卷，并非像我们在家一样直接梳光就可以盘了。明星的发型都力求自然和有型，卷过之后再盘会让纹理更加有层次感，远比梳光的柔和。

Q: **她们的比例怎么那么好，都是 9 头身呢？**

A: 因为她们都在裙子、裤子里面穿上了有 15 厘米水台的高跟鞋！这是真的，没有一个明星会在走红毯的时候穿平底鞋，就是因为比例问题。

再大的美容大咖也有搞不定的事

　　每天你会收到多少篇美容技术帖的推送，告诉你小眼妹怎么变成范冰冰，趴趴发如何立现女神卷？美丽的糖衣太多了，你真的以为一切只要几个 Gif 图（动图）就可以搞定吗？有时候你更需要的是一记闷棍。

有些事情根本没法改变

　　虽然我们没有一个栏目叫作"疑难杂症"，而且我们在所有的稿子里都会用美好的词句告诉大家：只要你持之以恒，方法得当，所有的黑皮都能变白，所有的色斑都会消失，所有的大粗腿都可以紧致有型，所有的瑕疵都会在专业级底妆的粉饰下隐形。但其实，这个世界上还有一句话叫作："听听就好了，别太当真！"我们没有瞎说，但

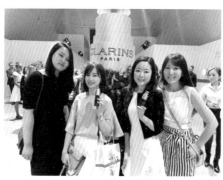
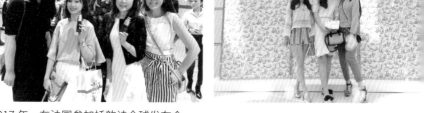

| 2017 年，在法国参加娇韵诗全球发布会

是什么叫持之以恒，你想过吗？你会像大 S 那样只吃蔬菜豆腐，不沾任何色素吗？你会像翘臀女王姜黎明那样一周去 5 次健身房，每次锻炼 2 小时吗？你会和范爷一样每年用掉 300 片面膜吗？你会像舒淇一样过了 6 点就真的一口都不吃了吗？你不能！所以有些事你需要面对现实。

气垫再火也不一定适合你

一场关于气垫粉饼的大讨论在一个美容活动上展开了。

来自马来西亚的化妆师大咖 A 老师说："气垫再火也无法代替专业底妆，遮盖力真的不行，油皮完全不能用，补妆的时候都浮在表面。"

来自某"宇宙大刊"的美容总监 Z 说："现在也有控油款了，可是色号太有限，最多只有 4 个色号。"来自另一个"宇宙竞刊"的美容编辑说："只能皮肤超好的女孩子用吧，基本没有斑、没有毛孔的，就随便均匀一下肤色、提亮一下。"

来自魔都的某位毒舌网红说："我现在都用 mini clutch （迷你手包），气垫那么厚，谁装得进去啊！"

好吧，你看。

每一个毛孔背后都是你夜生活的记忆

我很喜欢的一位台湾广告人曾说：你们觉得我的广告策划费收得多，可我创作的不仅仅是一句广告语，一个视频片，而是我一生审美与经历的浓缩；它有我喝过的每一滴贵腐红酒，坐过的每一次头等舱，和我看过的每一道北极光。（好吧，用词我略有修饰。）

　　毛孔是同样的道理。你现在跟我说毛孔大、松弛、洗不干净、黑头白头此起彼伏，但它并不是一天形成的，它反射出从前的一幕幕：很多个夜晚，你没有卸妆就睡了；你以为用洗面奶就能洗掉彩妆了；你本身是油皮却没有真正把水油平衡好，让油分更加肆虐了；或者你忙着参加各种聚会、熬夜、追剧、刷手机、吃垃圾食品等等。那个时候你肯定没有想到，几年后的一天，你会对着那些黑头和毛孔无奈叹息，觉得根治它们难于上青天。所以，拿出你给品牌做 3 年发展规划的劲头来，在清洁、补水、促进代谢、补充胶原蛋白、提拉紧致几个方面步步为营，才有可能逐步看到进展。

遗传性斑点也是医生的疑难杂症

　　和微整形医生聊天是我的一大爱好，因为他们不仅懂美容，更懂医学，各种成分、功效、仪器、手术如数家珍，和他们切磋是件非常烧脑过瘾的事。可是没有一个医生会向我打包票，所有的斑他都可以根治。而且不少医生自己的斑也是反反复复出现，成了他们的心头痛。特别是遗传性或激素变化导致的黄褐斑（或者叫太田母斑），是任何一种激光都难以根治的。所以当美容师、柜台导购、小诊所咨询师对着你颧骨处的片状灰黑色斑点很有信心地说可以消掉时，你千万不要又生出"万一有奇迹呢"这样的傻念头。

　　除此之外，脱发、妊娠纹、橘皮、副乳、法令纹，也都是依靠简单的产品或方法很难逆转的。不过，既然我们已经看到阿尔法狗战胜了棋圣，那我们也有理由期待有一天，新的黑科技带我们起飞。

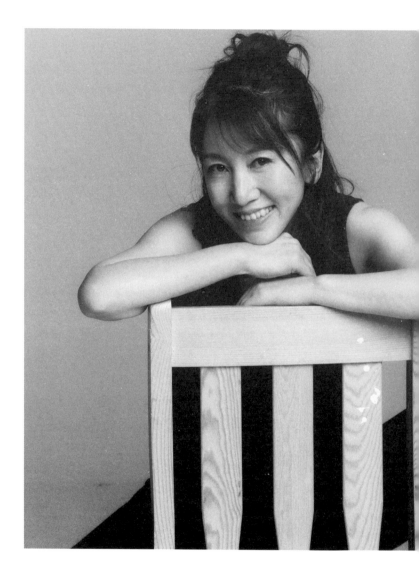

PART 1
产前篇

完美计划
成就完美辣妈

有的女孩似乎美得很容易，瘦得很简单，轻轻松松在工作与家庭之间游走，不见喘息却永远从容。其实并非她们真的受老天眷顾，说到底是她们会合理调控。孕期和产后都一样，只要把时间规划好，把心情整理好，一切都会美美地发生。

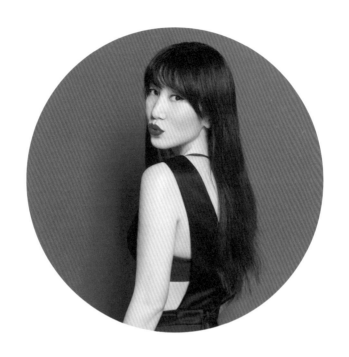

做好计划，越生越美

完美的人生很多时候都可遇而不可求，我没有在 18 岁恋爱的时候碰上王子，没有在一毕业就跻身世界 500 强，没有在 25 岁时如梦嫁入豪门，但是，当我想到做妈妈是我唯一只靠自己就能掌控全盘的事情时，我毫不犹豫，成竹在胸。

先来聊聊我的闺密吧。

高效妈妈有赖于一张完美时间表

小安是我认识的最成功的妈咪之一，她 1983 年出生，曾去加拿大留学，学成归来后在香港定居。如今，她已是 3 个孩子的妈妈，两性情感作家兼化妆品公司顾问，却依旧肤白如雪，就算距离 5 厘米也看不到一颗色斑，身材依旧凹凸有致，胸没有垂，屁股没有塌。我每隔几个月都会和她在北京会面，八卦工作两相宜。

从她的嘴里你听不到一句带孩子没睡过一个整觉的抱怨，更看不到一丝因为生过孩子而丧失女性自豪感的愁云，为啥？因为她太忙了呀！春天忙着旅游踏青，夏天忙着划水游泳，秋天忙着去伦敦跑马，冬天忙着学滑雪，虽然我也没看到她在哪个项目上学出什么大成绩，但是这份忙碌就让她根本没有时间抱怨带娃的辛苦。

我也很惊讶她是怎么合理安排时间，而且过得如此活色生香的。她告诉我，她一般 6 点起床，把孩子送去幼儿园和学校，就直接去健身房上一节私教课，有氧搏击（kick boxing）、普拉提、TRX（全身抗阻力锻炼）、单车轮着来，然后去公司上班，快速高效地处理工作。

她每周去做一次美容或按摩，每1~2个月做一次医美管理，射频、光子嫩肤、热玛吉、超声刀、飞梭都是她保持肌肤娇嫩的秘密武器。每个季度她会设计一次和孩子们的出游，例如去距离较近的泰国甲米岛、马来西亚，从香港出发都非常方便。等到孩子放暑假，她会把夏令营安排到英国或美国，这样自己的博物馆暴走计划和小朋友的社交锻炼可以融为一体。更牛的是，她每隔两三年就会有一次挑战自己的旅程，4年前是北极破冰，2年前是伦敦跑马，今年她和十几个人徒步攀登了勃朗峰。她说登山过程中指甲都掉了，膝盖也磨破了，攀到最后靠的不是体能，纯粹是意志力，她没给北京妞丢脸。真的，我为有这样一个总能让自己不放弃、更努力的闺密而骄傲。

如此看来，的确没什么不可能，而且自己享乐和孩子的成长也并不相悖，最关键的在于合理规划，从每一个小时到每一年，只要有把所有时间都充分利用的心态，就一定可以做到。

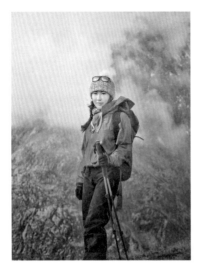

| 小安

心大才能不纠结

我的表妹刘恋，闪婚闪孕时，也正是第二次创业最关键的时期。每天要从拥挤不堪的亚运村到更加拥挤不堪的朝阳大悦城上班，百废待兴的创业项目刚好又是竞争最激烈的视频节目领域，可我没看到她叹气。她微信里面发来的不是新一季节目计划书，就是曝光数据总结报告，而且捷报频传。抽空问她一句温奶器买了吗？餐椅你要不要？她都轻描淡写地说不急不急。于是我默默地把自己为她留下来的吸奶器、按摩油、儿童车、产后纱布等一大堆妈妈必备用品快递给了她，心想，这妈妈心比我还大呀。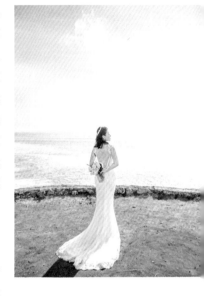

但是我相信，能够把工作安排得有序高效的人，生个孩子也一样不是什么难事。她一定会在每一餐都尽量多摄取蛋白质，注意补血，少吃垃圾食品；每一天尽量多活动少久坐，预防身体的水肿；周末尽量不加班，坚持练瑜伽和游泳；怀孕5个月以前订好月嫂；在生之前把下一季的目标做好，把工作节点排好，让自己的团队有条不紊地过渡4个月。

事情进展得比我想象的还牛，她是我见过生孩子生得最从容的，孩子已经生出来，她却说准备的红牛和巧克力都还没用上呢。也许从她身上可以总结出这样一个逻辑：如果你觉得生活压力很大，烦恼很多，那就去挑战一件难度系数更高的事情，之后再回头看看，之前的烦恼根本不算什么了。

变美还是变丑？
你的美丽可以自己做主

　　像小安和刘恋这样的女孩还有很多，你觉得她们似乎美得很容易，瘦得很简单，轻轻松松在工作与家庭之间游走，不见喘息却永远从容。其实并非她们真的受老天眷顾，说到底是她们会合理调控。孕期和产后都一样，只要把时间规划好，把心情整理好，其实一切都会美美地发生。

　　所以，当你看到验孕棒上的两条红线时，心里想的是终于可以大吃特吃、肆无忌惮了。她们却开始默默地从"当当网"上定来《长胎不长肉》《天后 Lulu 的好孕瑜伽》，生鲜和有机食品的 App 立刻多下载了几个。她们的时间不多，但帮很多。

　　当你在防辐射服、运动服还是老公的旧 T 恤之间犹豫不决时，她们却在时尚街拍网站上保存下各种最当红明星妈咪的照片，决定在孕期体验另一种时髦性感风，让老公和同事们眼前一亮。

　　在你养尊处优吃了睡、睡醒了就吃的时候，她们却在关注养生、穴位按摩、芳疗，当出现孕期水肿时可以立刻练上几手。而大众点评和 enjoy（美食推荐 App）上食材好、料理方法更加健康的餐厅也被她们在空闲时间都加进了收藏夹，有人呼朋唤友时，就去这样的餐厅好好吃一顿，不长肉还能摄取丰富的营养。

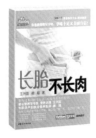
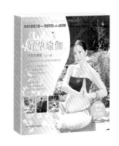

烦恼多多的孕期该怎么办?

有些人很幸运,孕期没什么反应,自然可以每天打扮还四处社交。也许你是不幸的那一类,没有食欲,吃什么都吐,别说好好打扮了,简直连活下去的勇气都快没有了,这个时候该怎么办?

孕期不适也是你准备要宝宝之前需要做的计划之一,因为这是遗传等多种因素造成的,无法预期。如果没有孕期不适,那万幸;如果有了,也千万不要觉得天塌下来了,正常地应对即可。

首先,不要回避这件事,要开诚布公地告诉家里人,特别是老公,就像每次大姨妈之前你会焦虑易怒一样,要让他和你一起做好准备,来面对这些不适。这样首先在心理上你就不会觉得那么孤单。

其次,如果你不宜出门,可以适当地练习一些孕期瑜伽。孕期瑜伽运动量不大,可以转移注意力,让身体不适感大大降低。如果老公可以陪伴自然最好,双人瑜伽更有趣味性还能增进感情。

再次,音乐疗法也是赶走孕期不适的必备良方。约上朋友一起唱歌,抒发郁闷心情见效最快。

孕吐很厉害的时候更加考验心智,有些人觉得不舒服特别亏欠自己,就会大吃特吃一些垃圾食品,比如薯条、锅巴、巧克力、冰激凌,简直就是什么热量高吃什么。这些食物营养含量很低,只是在心理上起到安抚作用。所以,如果可以,还是把健康食物放在手边,餐桌上、茶几上、床头都放一些,恶心的时候可以吃一点,比如苏打饼干、海苔、红枣、西梅、红薯干、玉米片,这些食物口感不差,富含膳食纤维,对容易便秘的孕妇非常有好处,而且热量都不高。

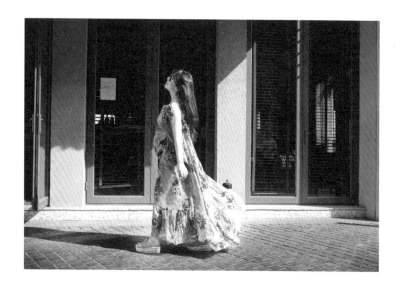

敲黑板！这 10 条，随时提醒自己！

1. 不要增重太多，只吃有营养的食物，别给自己的人生任何一个松懈的理由。

2. 在怀孕期间继续购买以往尺码、自己喜欢的款式的衣服和高跟鞋，时刻提醒自己要尽快穿回来。

3. 不要从一开始就因为怀孕而懈怠自己的工作，把自己当作和从前一样，充实的工作会让你感觉自己还是从前的自己。

4. 正常情况下从怀孕 4 个月就可以恢复运动，快走、简单哑铃操、孕妇瑜伽、游泳都可以搭配执行，不要让自己的体力下降。

5. 好好利用孕期审视自己身体的小问题，专心调理，比如习惯性便秘、肺火旺、脾胃不和、肾虚、失眠等，因为这个时候你的作息、饮食都较平时更加健康和规律，也会补充更多的营养食物，所以孕期是治愈它们的好时机。

6. 给自己的皮肤一个放大假的机会，暂时搁置那些高机能却高风险的护肤产品，只用安全的保湿类产品和面膜，注意清洁，期待肌肤的新生。

7. 多补充富含胶原蛋白的食物。肌肤的衰老和胶原蛋白的流失有着直接的联系，胶原蛋白充足，产后肌肤更加饱满、有光泽，看起来自然更年轻。

8. 从怀孕 3 个月开始涂抹预防妊娠纹的产品，胸部、大腿、臀部、腹部都要涂到。

9. 时刻注意保暖。子宫是女人的命脉，保护好它，你才有一生的美丽和幸福。

10. 最后，从开始拥有的那一个瞬间，好好享受上天给予我们的这份礼物，它也许只有这一次，值得你好好珍惜。

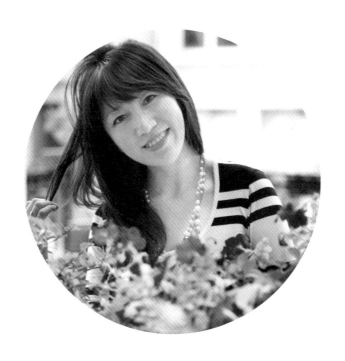

孕期饮食

现在想想，我其实很感激怀孕的那个时期，因为正是从怀孕开始，我强迫自己从比较"罪恶"的饮食习惯中解脱出来。以前我也和大家一样，每天都是公司楼下的湖南菜、麻辣香锅、咖喱饭、煲仔饭，哪个有味儿选哪个，但是自从怀孕起，我不由自主地把健康的食材放在了饮食的第一位，一直坚持到今天都没有改变。

孕早期（1~3 个月）

当你看到验孕棒上的两条红线时，一定有一种瞬间冲上云霄的快感，那一刻，感觉自己终于可以为所欲为了，想吃什么好的就吃吧，想休息就休息吧，一切工作压力、老板的训斥、爸妈的牢骚通通成为浮云。于是你在一个月内约上各种局，昨天的女强人变成今日的美食家。

科学表明，在无压力的状态下，激素会让你的身体更充分地吸收营养。因此无数女生在怀孕之初就胖了 5 公斤。这是一个可怕的开始，之后你就会进入一种无法刹车的状态，胃越撑越大。我必须要告诉你，你吃的这些都是你的胎儿不需要的，因为在 3 个月之前，它还很小很小，而你身体本身的营养足够他在前期吸收。

因此，不要给自己太多借口，孕前期要一切维持得和未怀孕时一样。只是要注意尽量少饮酒和咖啡。

如下四条饮食原则和你分享:

○ 用最好的食材！尽可能地选择一些优质的有机蔬菜、奶制品、肉类、海产品，从源头上保证你摄入的食物都没有经过太多污染，也不含有添加剂。很多有机配送品牌有套餐卡，每周有专人配送 2 次，每次有 4 种根茎类蔬菜（如土豆、南瓜、洋葱等），4 种叶菜（如菜心、芥蓝、养心菜、空心菜等），搭配不限量香料（如葱、姜、蒜、薄荷、迷迭香等）。全部蔬菜都是当日早上 8 点前刚刚采摘的，非常新鲜！另外它还有自磨的豆腐，玉米面、有机猪肉等也可以一并选择。春播、天天果园、易果生鲜、沱沱工社是我经常使用的生鲜 App，质量有保证。

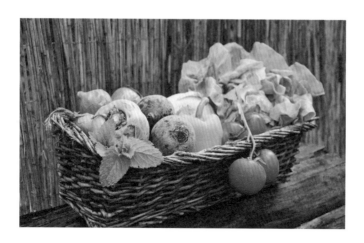

○ 吃最适合女人的补品！如果有条件，每隔一天吃一碗燕窝，现炖的最好，在睡前服用燕窝能养肺、滋阴、润燥，怀孕期间也可以放心服用。海参更是补肾、养血的佳品，我在怀孕期间每天随餐服用一根。很多人不选择海参是因为它吃起来不方便，自己泡发比较麻烦，一次泡发太多容易吃不完，会浪费。我的经验是直接买同仁堂的即食型海参，有搭配好的鲍鱼汁，蒸 30 分钟再切成段儿就可以了，美味又方便。

○ 营养要全面！如果你长期偏食、挑食，对于美丽和健康都是有百害而无一利。简单来说，每种颜色的食材对应一些特定功用，绿色入肝、红色入心、黄色入脾、白色入肺、黑色入肾。每天问问自己，是不是每种颜色的东西都吃了，这就是最好的全面自检法！我曾咨询过一位妇科医生——平心堂的林旸，他郑重向我推荐两种最适合孕期吃的食物——牛肉和小米。他说这两样是营养最全面而且安全的补品！

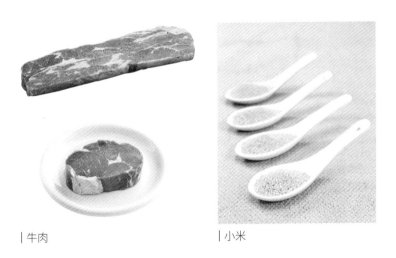

|牛肉 |小米

○ 防斑食物要提上日程！很多女人在产后留下了颧骨斑，成为终身遗憾。除了遗传元素，有很多斑其实是孕期的一些不当的行为造成的。我是个极其重视防晒的人，不涂 50 倍防晒霜根本不出门，而且一定在出门前 20 分钟涂抹完毕。孕期更是连在家里阳台做瑜伽都要擦好防晒。另外孕期激素水平变化大，黑色素也更加活跃，所以要少食用色素多的食物，尽量多食用白色食物，如百合、马蹄、茯苓、银耳等，做菜时能不加酱油就不要加了。另外，我看了很多的资料，有不少专家说海参是目前为止防止长孕斑最好的食物。

孕中期（4~6个月）

补血最重要

　　我整个孕前期都面临着严重贫血的危险，前几个月每次孕检医生都会警告我，并开出铁片帮我外力补血。我心里明白，这是因为我之前为了控制体重只吃白肉、蔬菜，很少吃红肉的后遗症。所以在知道怀孕的消息后，我改变了自己的膳食结构，更多地补充牛肉、羊肉和各种动物内脏。其实多吃肉并不会让你迅速发胖，因为消化肉类需要大量水分，有助于避免身体水肿。而且肉类消化时间长，不容易饿，也避免了很多零食的摄入。在这种调整下，我的血液指标在怀孕五个月的时候已经基本达标啦！

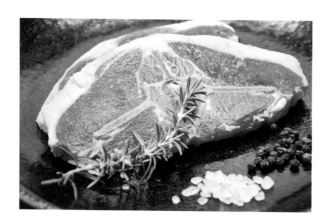

主食怎么吃？

　　如果我说，整个孕期我基本没有吃主食，你信吗？

　　怀孕前，我就很少吃主食，除了在早餐时吃些面包、饼干，偶尔吃点面条外，碳水化合物基本和我绝缘。但是为了孕期的营养均衡，我很仔细地研究了很多明星的食谱，包括小 S、张柏芝和很多国外的明星的食谱。最后我挑选出了三种可以作为主食的食物长期食用——玉米、红薯和糙米。

这三种有很强饱腹感的食物，导致发胖的可能性远远低于米饭、面条和馒头等精细主食，而且富含粗纤维，口感又好。尽管没有了菜汤泡饭的幸福感，但是这种幸福感和好身材比起来，不要也罢。

将糙米用豆浆机打成糊，可以作为早餐；蒸糙米饭适合中午食用；晚饭则是红薯、玉米与各种蔬菜汤的完美组合。

孕吐比较严重的女生，可以准备一点原味的苏打饼干，千万不要把各种曲奇、麦芬蛋糕、牛角包、萨其马当零食，那简直是"罪恶的深渊"！

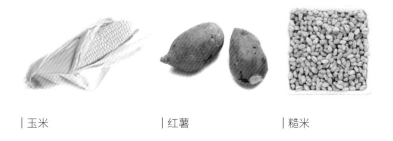

| 玉米　　　　　　　　　| 红薯　　　　　　　　　| 糙米

不要吃太多水果

曾经有一个月，我的体重比预期多长了 1 公斤，和我的医生聊起来时，她觉得应该是水果在作怪。夏天大家都会吃很多的西瓜、蜜瓜消暑，但是这些水果糖分高、水分高，特别是在晚上食用的话，会默默地让你的体重飙起来！所以如果你特别馋水果，尽量不要在晚上吃！

画体重曲线表

　　从怀孕三个月起，我开始认真记录体重并绘制体重曲线表。这种专门的孕期体重记录表，会给出体重增加的区间，提醒你上限在哪里，下限在哪里。你可以实时观察体重增加的速度是否均匀，一旦超重，就要稍微控制一点。一般理想的孕期增重是 10 公斤，按照 10 个月孕期计算的话，就是每个月增重 1 公斤，最后 1 个月胎儿会猛长，所以前期还是谨慎控制为好。

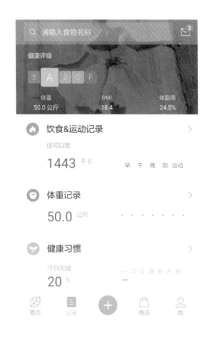

孕晚期（7~9个月）

吃对时间很重要

其实，并非吃得多就会发胖，每种东西都有适合吃的时候，例如你可以把淀粉类放在早上吃，中午多吃蛋白质和维生素丰富的肉、鱼、蔬菜，晚上则吃些富含粗纤维的蔬菜和清淡的粥或汤。不要以为光吃蔬菜就可以减肥又变美，蔬菜里面含有大量的水分，吃太多会让身体水肿，不利于减肥。而肉类的消化需要大量的水分，所以吃肉可以减轻水肿，二者搭配才合理。同时，高热量坚果务必在下午茶或早餐时吃，水果在两餐间食用，晚饭后不要吃任何水果，也不要喝太多水。

喝的东西也很重要。大量不经意间喝进去的水可能对你的身体有加分，也可能减分，也许你都浑然不知。准备一个大水杯，最好是可以随身携带的，每天早上泡一大杯枸杞＋西洋参或虫草水，滋阴补气，下午再泡一大杯野菊花、石斛花、玫瑰茄饮等花草茶，这样可以保证你彻底远离那些气泡水、碳酸饮料、糖水的侵蚀。

如果在孕后期你水肿很严重，也可以多喝一些红豆茯苓薏米水，最简单的方法是买一个膳魔师的煲粥水壶，晚上睡觉前放几把米进去，第二天早上随身携带，当水喝。

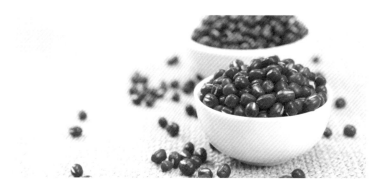

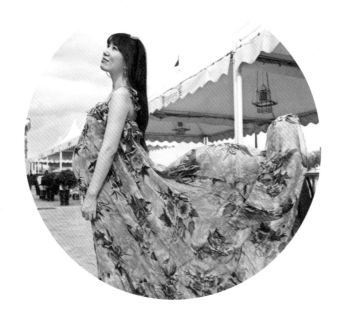

孕期运动

怀孕绝不是停止运动的理由

她们是我的同事，更是我的榜样：有些在我之前"卸货"完毕，便立刻投入产后瘦身的精彩战斗中，一刻不停息；有些步我后尘迎来宝宝，更是有升级版运动经和我分享。她们的故事我必须讲给你听。

练哑铃操甩掉麒麟臂 / 前《时尚芭莎》专题总监 鲍方

我从怀孕三个月开始做哑铃操，就是为了不让手臂变成大妈级的麒麟臂。我选择的是 1.5 千克的哑铃，每次锻炼 15 分钟左右：双手同时抓哑铃前举至齐肩高，再侧举至齐肩高；手臂伸直高举哑铃至头顶，侧向屈臂至肩高；单臂举高从头顶放至后颈。这几个动作简单易行。另外，我每天早上坚持做椭圆仪 30 分钟，这款仪器可以锻炼到全身，而且不伤膝盖，是温和而有效的运动。

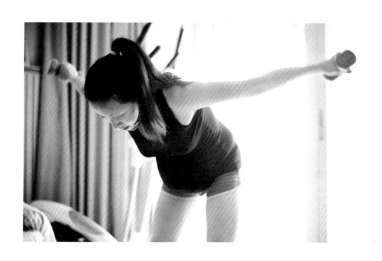

游泳＋瑜伽，顺产无压力 /《时尚芭莎》时装版主编 卫甜

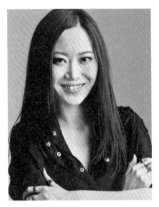

怀孕前 3 个月，身体还很不稳定，不宜运动。到第四五个月的时候我就开始游泳，隔一天去游泳馆游一个小时，当然安全还是很重要，要小心地滑，有人陪同最好。刚开始很累，没游多久就喘得上气不接下气，坚持下来就好了，一下水身体就变得轻盈，有胎动的时候宝宝也觉得挺高兴的。挺着大肚子游泳当然有无数人围观，常来游泳的人都知道我。这样坚持了大概 4 个月，怀孕到第 30 周时，医生就不建议再游了。

差不多与游泳同时，我开始做孕妇瑜伽，在家看着录像教材跟着做，一天一个小时。一开始也累得要死，很辛苦地坚持下来了，但是这对生产非常有利。瑜伽强调腹式呼吸，锻炼肺活量，也能让四肢变得舒展灵活。坚持练下来，生产的时候姿势很容易做到位，体力也特别好。呼吸的方式对了，生的时候就毫不费力，我 15 分钟就成功顺产了！

另外，产后想让肚子迅速缩回去，月子里要坚持绑腹带，夜里睡觉也得绑着。这段时间吃得太营养会长膘，补得太多就难以瘦下来，想要产后迅速瘦身，一定要订月子餐。它采取特殊的烹饪方法，在保证营养的同时不添加糖和盐，以清淡的水煮蔬菜为主，每餐定时定量。你也许会认为这样的菜清淡得难以下咽，其实不会，餐里还有配套的下午茶甜点，一点也不会委屈你。我连每天喝的水也是月子餐里特别调配的，要知道水喝多了也会水肿。

散步带来好心情 /《芭莎珠宝》主编 敬静

怀孕 8 个月后身材再娇小的我也变得日渐沉重起来，但心情可是千万不能沉重的！除了保持从怀孕第一天起就坚信"一定会顺利，一定会美好"的心理按摩之外，我知道自己必须更努力地保持最佳状态迎接新生活。作为时尚女战士，又准备自然生产，我一直坚持工作到预产期前 1 周才休假，每天拍片、写稿、坚持穿好看的小裙子去上班，的确很好地缓和了产前无谓的紧张。

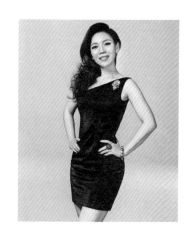

虽然体重越来越重，我自己却没有太多的感觉，行动依然灵活自如。因为是夏末秋初，那时的北京也没有雾霾，所以每天晚饭后到公园散步取代了孕中期我比较喜欢的瑜伽，成为我主要的锻炼方式。我可不是那种你想象中移动缓慢的孕妇哦，而是穿着舒服的裙子和鞋子，以正常偏快的速度在散步，而且持续 1 个小时并不觉得累，反而是跟着我的家人总吵着要歇会儿。

还有一个非常适合孕晚期来做的按摩，我很想要分享给大家。因为比较担心产后乳腺炎的问题，我查阅了很多中医的书，每天坚持从上至下按摩脚背的中指与无名指之间的穴位，以及胸两侧的穴位，后来真的非常愉悦地度过了哺乳期！虽然并不能确定是按摩产生的主要作用，但是在各方面做足准备总能让心情很坦然！

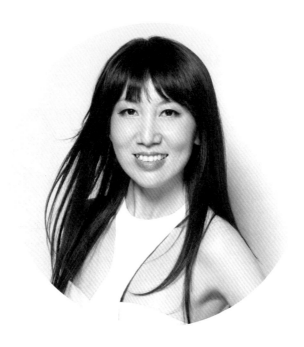

孕期护肤

这些问题是我的同事、时尚芭莎的资深美容编辑李懿靓（也是辣妈一枚）从 10 个 500 人的妈妈大群征集来的孕期肌肤问题前 5 名，还有辣妈们的一些支着。我猜你或许经历过，正在看着答案频频点头，又或许你即将经历，那就快拿小本本记下来，能少走不少的护肤弯路。

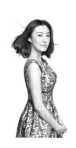

一怀孕就跟到了沙漠似的怎么办？

小妖：不仅是脸干啊，全身都干。以前洗完澡就吹头发，怀孕后我不敢马上吹了，一方面是因为吹风机辐射不小，另一方面是吹风机带来的热力会让面部皮肤的水分快速蒸发。所以我通常是先自然干发，做好面部护肤，发际线的位置也要照顾到，然后再打开吹风机。

66666：我怀孕后就是因为皮肤太干都不泡澡了，泡澡把皮脂膜都泡松了，把它们搓洗掉以后，皮肤太容易干痒，怀孕后尤甚。洗完澡后要用无味滋润的身体乳好好涂抹全身，比如科颜氏的高保湿身体乳和理肤泉的身体乳，都是无味超滋润身体乳，是孕妈的良伴。

山姆你好：我的经验是，孕妈的腋下、胸口、小腹、膝盖后面等地方都容易出汗，所以身体乳不要选太黏腻的，乳液一定要分两次涂，先整体薄涂一遍，然后在容易干燥的部位，比如手指、手腕、手臂、肘关节、膝关节和小腿迎面骨上再涂一次。这样，你就会发现自己不会被浑身干痒搞得心烦意乱，也不会拧个门把手就放电了。

亚麻西塔：怀孕后，我的皮肤变得又干燥又敏感，所以我把从清洁、补水到滋润的整套护肤品，都换成韩国的苏秘37°了。在韩国它叫"呼吸"，这个品牌是专门为孕妇设计的，它所有的产品孕妈妈都可以放心用。

Jessicia：怀孕时为了解决"干干干，痒痒痒"的问题，我一直在用 BELLI（壁丽）怀孕妈妈系列，这家是世界上极少数每种成分都通过婴儿致畸筛选的护肤品品牌，用的都是有机成分，话题女王金·卡戴珊就是她家的忠粉。姐妹们可以去它的官网看一看。

Hi Baby：　怀孕后我把所有的贴身衣服，包括文胸内裤都换成三种材质的：真丝、竹纤维和纯棉。我发现这对减少肌肤的干痒特别有效。接着，我把枕巾、床单和被套也换成了真丝产品。

就好这一口：不酸不辣，口味不怪就不是怀孕的爱妃。可老是吃麻辣烫、酸辣粉、烤墨鱼、烤肉串这类辛辣刺激的食物，皮肤就能干成沙漠里的爱妃。吃完辛辣的一定得补点羹汤，银耳莲子羹、雪梨马蹄枸杞羹是每天都要喝的。

陀螺精：　好多孕妈认为，既然晚上是修复肌肤最好的时机，那么就应该在这个时候敷保湿面膜。其实，肌肤也有生物钟，每天早晨 7 点半到 8 点，才是保湿的最佳时段。这个时候我会敷着面膜吃早饭，吃完饭直接用化妆棉蘸取保湿乳液，边擦拭边按摩，一方面省去再次洗脸的时间，另一方面为肌肤锁水，最后涂上隔离霜就可以出门了。

好物推荐

❶ 科颜氏全身保湿护肤乳
❷ 苏秘 37°水漾清润啫喱霜

肚子上的妊娠纹要怎么防？

姗姗：防妊娠纹的油入手前要看产品成分表，别光认大牌！要知道，像鼠尾草、薰衣草、洋甘菊、玫瑰及迷迭香等常用精油，都是孕妇禁用的，但它们却堂而皇之地出现在一些品牌的成分表上面。

Iris：如果你实在不信任任何产品，就用蛋清敷肚子。别笑！真的有效。洗完澡，在一个完整的新鲜蛋清中加入一小勺初榨橄榄油，把蛋清敷在肚子上，10 分钟左右擦掉，从怀孕中期开始，每天坚持涂，就能预防你的肚子上长出丑丑的纹路，还能预防肚皮出现瘙痒、干燥等不适。

奇袭爱逆袭：大概从怀孕 3 个月开始，就要涂妊娠纹防护霜啦。我开始用的是娇韵诗的油，后来朋友给我推荐了德国的维蕾德的油，也非常好。记得涂上油一定要按摩！我一直用到生完孩子，为他过完百日庆典才停用，这就是我的肚皮、大腿、臀部一根纹都没有的原因。

小郭子：有人说涂完妊娠纹防护油，不能画圈按摩，不然胎儿会跟着大人摸肚子的手在肚子里乱转，到怀孕后期容易脐带绕颈。这可是吓死人的传言！作为一名生过二宝的妈妈，也作为一名妇产科医生，我在这里辟个谣：如果你羊水正常，这是绝无可能发生的事，因为妈妈的手在外面轻柔地按摩肚皮，隔着羊水，孩子基本不会感受到你的"指引"，不会在里头打圈乱转。如果你羊水偏少，只有正常值的一半，那你涂完油直接在肚皮上盖一张浸透化妆水的纸膜，促进吸收就行。

蕊：我超级想说，别光涂肚子，大腿上、屁股上，甚至后背上，都会长妊娠纹啊，我就是吃了这个亏，后期才开始涂大腿，当时已经有隐隐的纹路了。大腿要以后膝为起点，背面正面都要涂，一直向上涂抹到小腹；怀孕的月份超过 5 个月后，肚子底部也要认真涂抹，因为这才是最容易长纹的地方。涂抹臀部时要把双手手掌放在臀底，用手腕的力量由下往上涂抹，再由臀缝向两边胯部做提拉式涂抹；最后，后背也要以脊柱为中心，向侧腰涂抹。

小 77： 容易长纹的孕妇姐妹，可以尝试用 mama mio（妈妈米欧）的预防妊娠纹的按摩油或者按摩霜，这就是著名的贝嫂同款，我一直用这个。这是一款用起来丝毫不油腻的按摩油，能缓解干痒，还能加强孕期肌肤的韧性和弹性，所以我也没长纹。

楠楠： 西班牙品牌 Isdin（怡思丁）的防止妊娠纹的产品从刚怀孕就可以用，是乳液质地，非常好吸收，夏天用也没有那么黏腻，到后期肚子隆起，我才换成油的。

好物推荐

❶ 维蕾德防止妊娠纹油

❷ mama mio（妈妈米欧）预防妊娠纹按摩油

松弛素让我的少女线都没了，怎么办？

过山车最爱我：怀孕到中期，我的下颌往下坠，下巴上像长了个面口袋，跟我娘五十多岁的脸没有什么区别。怎么办？我一般会在涂抹紧致类的乳霜后，有意识地进行抵压式按摩，减少下半张脸的松垮。就是先用左右手四指拿捏下颌肌肉，舒缓下颌，然后握拳，用四根手指的第二关节先抵住下颌底部 20 秒，再从耳后向颈根部分按压大约 10 次，锁骨突起部分也用第二关节按压，稍稍感觉到疼的力度最适合。最后抬起下颌，嘴部呈现发 u 音的形状。保持这个姿势 10 秒，重复 10 次。每天坚持会发现脸部轮廓清秀很多。

彤姐：有一个重要的小方法要跟姐妹们分享，就是中午在公司的椅子上休息的时候，最好围好全包围颈枕，不但能防止下半张脸因缺乏支撑导致的松弛，还能防止肩部僵硬。

天天天蓝：松弛素水平的上升，会造成孕妇全身的韧带松弛，这个嘛，管你是王妃还是菜场里卖葱的大婶，无一例外。所以这时候不斥重金买最贵的抗老精华更待何时！从怀孕第四个月起，我就在坚持用海蓝之谜提升塑颜精华露，足足用掉 4 瓶！它质地水润，配合海蓝之谜独家的按摩法，你能够感觉每一寸肌肤都在拉紧。看看它咬手的价格就知道了，老公对我是真爱。

xiao：怀孕八个月的时候，我表妹去日本旅行，给我带回了国内当时还没有上市的雅诗兰黛专研紧塑精华素，这瓶精华素采用了雅诗兰黛最前沿的"线雕"科技，取几滴稍加按摩，脸部轮廓会立刻释放出视觉惊喜和最美的下颌线角度，你再也不用有一股"为了宝宝我牺牲了这么多"的怨愤了。

小七：mama mio（妈妈米欧）这个品牌，是英国全国生育联合会(NCT)推荐的，贝嫂维多利亚从生布鲁克林到小七都在用，产品中富含的ω-3、ω-6、ω-9脂肪酸，对改善胸部增大后带来的下垂非常有效。这就是贝嫂生了四个小孩后，身材依旧好得让人流鼻血的原因。

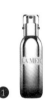

好物推荐

❶ 海蓝之谜提升塑颜精华露
❷ 雅诗兰黛专研紧塑精华素

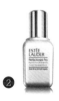

一怀孕就生出黄褐斑，
我可不要脸上蝴蝶飞呀飞

怀大 S 家的小 C：怀孕生斑虽然有一定的遗传因素，然而，防晒绝对可以避免已经出现的斑点变深！所以，不要自暴自弃，要涂好防晒霜再出门，还要戴上宽檐帽，打上伞，如果胳膊上也有长斑的趋势，那你还应该穿上遮阳效果好的披肩。

Lora：别忘了自己是圆滚滚的"带球运动员"，所以，防晒霜最好到药妆店去买，选择纯物理型的。SPF 值和 PA 值都不要太高，中等的防晒值可以避免过于油腻，因为孕妇代谢力上升，容易出汗，防晒霜太油腻涂上会不舒服。及时补涂就可以了。

818：防晒产品就选纯防晒的，不要带美白成分。我的一位铁杆姐妹是皮肤科专家，她告诉我，孕妇的防晒霜最好没有什么纳米科技，采用物理防晒，就是在肌肤表面形成一层防护反射膜，无须把成分做成纳米小分子被肌肤吸收。带美白成分，渗透性又那么好的产品，对孕妈反而没好处。

冰冰姐：看到已经长出的黄褐斑，急于除之而后快，马上就来用美白、祛斑化妆品？我的经验是不用那么着急，既然黄褐斑是激素变化引起的，那么生完孩子，等上几个月，大概到你家宝宝要添加辅食的时候，激素水平就完全回落了。八九成的孕妇，脸上的色斑会自动消失。美白化妆品中的好多成分对宝宝可不好，所以不妨谨慎些，用点遮瑕化妆品就行了。

孔小宝：面对孕期的斑点孕妈可以放宽心，不要急于这一时，我宁愿多吃点富含维生素 C 的水果，猕猴桃、西红柿、草莓中的维 C 可使皮肤中的黑色素还原，抑制黑色素的生成和沉淀，保持肌肤的白皙。天天喝热柠檬水来补充维 C，也非常有效。

怀孕后皮肤一下子变敏感了，脸上还能涂什么？

格子：孕期要是皮肤变敏感的话，一定要选用温和的洁面产品。不建议选择含 SLS（月桂硫酸钠）、SLES（十二烷基醚硫酸盐）这些成分的洁面产品。建议选择温和的氨基酸洗面奶、无泡的洁面乳以及一些药妆品牌纯植物提取的洗面奶。这里介绍两款我用过的产品。一款是欧舒丹的蜂蜜妈妈香皂，用它清洁面部后一点也不紧绷瘙痒。另一款是 Madara（玛德兰）植物菁萃洗面奶，是北欧获得很多奖的安全护肤品。

小冤家：如果皮肤敏感，可随时使用温泉喷雾产品。药妆店的大喷有"四大金刚"，我有位清华化学系毕业的发小做过这四大喷的成分检测，总结下来，理肤泉和雅漾矿化度低，所含成分更适合敏感期的肌肤，薇姿的矿物质含量则高很多，适合大量补充矿物质，可以在肌肤不闹情绪的时候，帮助它增强防御力。而依云是最便宜的，推荐你在敏感严重的时候，用依云大喷喷湿纸巾，轻拭掉脸上的脏污油脂，替代洗脸，以免硬水对处于炎症期的干敏肌造成刺激。

玲玲：孕期最爱雅漾大喷啊！敏感了喷，干痒了喷。重点是要好好湿敷：将干的面膜纸喷湿，敷在脸上，干了就再喷湿，敷 20 分钟，一天 3 次，缓解敏感症状屡试不爽。

南瓜妈妈：我是觉得既然是孕期敏感期，就不要混搭产品了，A 品牌的水，B 品牌的精华，C 品牌的日霜，这样乱搭配反而对皮肤不好。一个品牌的产品成分已经不少了，几个品牌，那么多成分一起叠加，谁知道会发生什么呢？

苏严谨：需要特别提醒的一点是，如果你全身都痒得很厉害，尤其是手脚部位，那有可能是妊娠肝内胆汁淤积症的征兆。大约有千分之一的孕妇中会在孕晚期患上这种毛病，你要找医生评估是否需要专门治疗。别紧张，大多数得这个病的孕妇，在产后两星期内病症会消失。

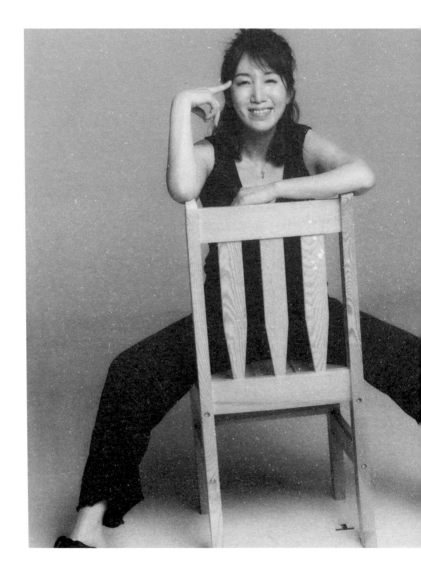

PART 2

产后篇

我们不只是母亲，
还要做个称职的花瓶

我们不只是母亲，我们首先是女人。女人就该做一个称职的"花瓶"，这是一切的基础。打扮好自己，修炼好自己的女人味，是最重要的事，接下来我们才是母亲，才要相夫教子。

在我没有看到《法国妈妈育儿经》这本书之前，我真的不知道，原来我的育儿逻辑和奥巴马夫人一样前卫和时髦。

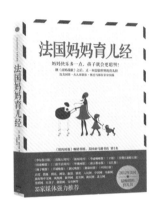

就像法国女人永远不会胖一样，这本书里的法国妈妈同样是一类奇葩。她们从不会为了孩子而诉苦飙泪；她们的孩子从没有夜啼和夜间多次醒来的烦恼；她们的午餐时间井然有序，妈妈绝不会狼狈到追着孩子到处跑；她们生过孩子还像一切都没有发生过一样，穿着紧身的优雅小黑裙，蹬着最时髦的红鞋底，涂着精致的口红和指甲，推着最拉风的婴儿车，公园日光浴成了她们展示魅力的另一个战场。

我想，这就是我要的生活。

在我没有怀孕之前，就曾经写过一篇文章：我绝不希望我成为一个为了孩子牺牲自我的妈妈，她是我生活中的锦上添花，但不会改变主旋律。所以我会精心寻找并管理我的月嫂和保姆，利用零散时间在手机软件和书籍上学习各种育儿知识。我会在周末和节日陪女儿玩，补充幼儿园里面不能涉及的娱乐项目，但我绝不会为了她牺牲我的睡

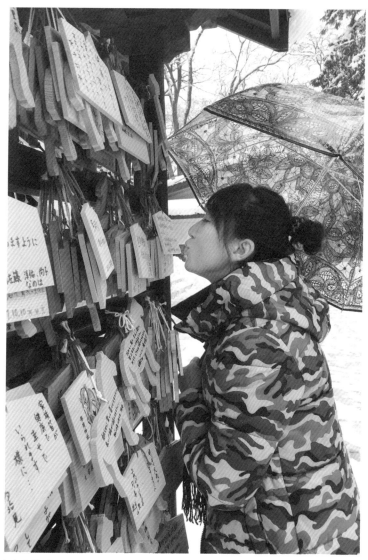

| 在北海道看钻石雪许愿

眠，牺牲我的健身时间，牺牲我的朋友圈，因为如果这样，我就彻底失去了自我。

所以在产后的 5 个月，我毫不犹豫地打了 Botox（保妥适，主要成分为肉毒杆菌毒素）瘦脸针，彻底告别孕期的臃肿脸型。我的目标清晰明确，我希望接下来每一个看到我的人，都发出由衷的感叹："你瘦了好多呀！脸好小呀！"对于一个三十多的妈妈来说，快速地瘦下来并没有那么容易，而且减肥太快胶原蛋白会大量流失，皮肤会变得更加松弛。所以没有真的瘦，要显瘦就要用些非常手段了。Botox 不仅完美隐藏了我的咬肌，而且让脸颊轮廓线更加分明和紧致。

接下来的 3 年里，我定期做热玛吉（Thermage）、超声刀、白瓷娃娃、光子嫩肤、酷塑冰美人，还做了双眼皮埋线手术和腰部吸脂，对我身体的每一个细节认真雕琢。我希望我的脸紧致不要垮，皮肤肤色均匀细致，眼周不要有明显的细纹，法令纹、木偶纹都不要太明显；我要通过健身甩掉赘肉，难以对抗的部位比如大腿内侧、下腹则借由医美方法进一步改善。

游泳依旧是我最爱的运动，但每次游蛙泳毕竟有些枯燥，塑身效果也不那么明显，所以我找专业教练报了为期 10 节的自由泳课，它对于缓解肩背酸痛、加强腹部力量、瘦腿的效果堪称完美。才练了两次，我就很好地掌握了基本动作，这让我超级受鼓舞！而且上完课后，下背部的肌肉明显有被锻炼到的感觉，肩部的紧绷感也缓解了很多。现在，蛙泳只是我放松的泳姿了，自由泳游几个来回就能明显有全身发热的感觉，特别过瘾！而且泳池里游自由泳的女生毕竟不多，所以常常被人称赞的感觉也是棒棒的！

我们不只是母亲，我们首先是女人。女人就该做一个称职的"花瓶"。这是一切的基础。打扮好自己，修炼好自己的女人味，是最重要的事，接下来我们才是母亲，才要相夫教子。

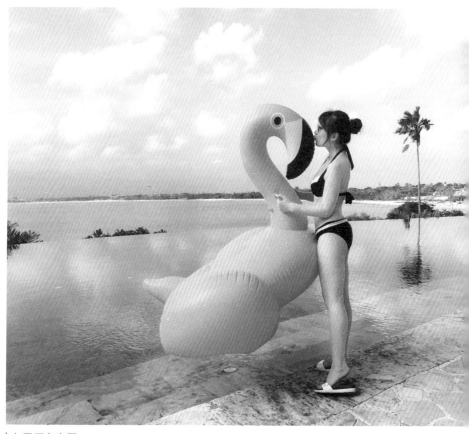

| 在巴厘岛度假

测一测，你是哪种辣妈？

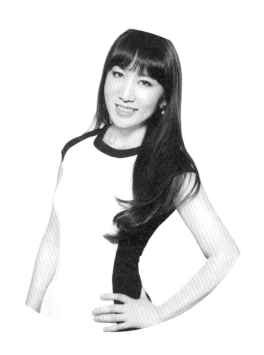

产后瘦身

年轻瘦 VS 熟龄瘦
方法大不同

	年轻	熟龄
肥胖原因	生活习惯不规律，作息不正常，暴饮暴食造成代谢紊乱	自然规律，运动少，压力大，内分泌紊乱
部位	全身	腰腹、大腿、臀部
瘦身速度	快（因为年轻人代谢快，只要密集锻炼很快就可以瘦身成功）	慢（因为代谢能力低）
瘦身方法	作息要规律，饮食清淡、规律；可以做强度大一些的运动，有氧运动和器械运动搭配；可以一次只做 1 小时有氧运动，下次只做 1 小时器械，这样效果更好	做抗阻力锻炼，先增加肌肉含量，提高代谢力，再去减脂，所以一开始以力量训练为主
瘦身周期	比较短，效果明显	比较长。因为一开始是力量锻炼，所以体重不会有明显变化，但是锻炼的部位摸起来会硬一些，因为肌肉变多了。时间长了，才会有瘦下来的感觉
松弛问题	没有这个困扰	因为身体肌肉少，脂肪多，地心引力会让皮肤和肌肉整体向下垂。力量练习可以让肌肉和皮肤都处于收紧状态，这样才有年轻感
适合的运动	所有运动	游泳：对于颈椎、肩膀都有非常好的缓解作用。壁球：可以明显提臀，而且趣味性强。TRX 身体悬挂训练：360 度的立体训练方式，可以锻炼小肌肉群，不枯燥且姿态优美

写在瘦身之前：
千万要小心这些运动中的雷区！

○ 有椎间盘突出的人慎练器械！腰椎有问题的人要格外注意力量锻炼的强度和器械选择。腰椎、髋关节、膝盖这几个部位是我们身体的轴心，这几个部位不好的人要格外注意，去健身房锻炼要遵照医嘱，不然会有危险。

○ 颈椎千万不要 360 绕环！可以上下左右侧面活动颈部，但不要绕环，腰椎同理，呼啦圈这样的运动最好不要做！

○ 仰卧起坐不要抱头触膝！这样对脖子非常不好！而且完全不会练到腹部哦。做仰卧起坐只要肩胛骨离开地面的位置就可以了！

○ 颈椎不好不要做"坐姿推肩"这个器械！这个练习会加重肩颈问题，另外练习后要配合一些向后伸展的动作。

○ 练腹肌练不好反而会伤到腰！很多人都会练习平躺、抬腿、向下放这个动作，但是要特别注意：腿向下放的时候不要放得太低，不然会过分练习到髂腰肌，加重骨盆前倾，长期下来对腰非常不好。

瘦身从坐月子就要开始

　　从医院回到家，我立刻把自己珍藏已久的宝丽来拍摄的各种照片翻出来，贴在婴儿房的墙上。今后的一个月，这个房间估计是我逗留时间最长的地方，所以我需要在每一次进来时都看见自己身材无比美好的往昔，并且让每一个来看望我的人都不由自主地说一句："你那时候好瘦呀！"以此来激励自己。

　　很多年我都没有系统地减肥了，每一次做瘦身选题都拿身材比较丰满的同事练手，让她去体验这个体验那个的，这次终于可以亲自上阵，哈哈，有点小激动！

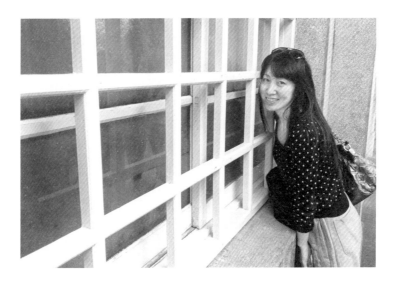

先从吃上把好第一关

很多女人在怀孕期间大吃大喝，觉得人生终于有一次机会可以放纵，可不能错过，但是我没有。我依旧坚守着天蝎座的自律精神，没有喝任何碳酸饮料，没有在晚上吃甜食和水果，没有吃太多主食，坚持游泳和散步到37周。坐月子期间，我参考了小S的菜谱，以蔬菜和鱼为主，以玉米和红薯为主食，喝荤汤都把浮油去掉，并且每天不超过2小碗。其实很多女孩发胖都是因为水肿，这和孕妇有点类似，一定要多喝红豆薏米水，用薏米饭代替白米饭。女孩可以经常饮用补血又养颜的"四红汤"：红枣＋山楂＋枸杞＋红糖，如果体寒还可以加些姜。我现在真心觉得，坐月子是女人一堂极难得的课，你可以好好地对待你的身体，认真地学习各种养生知识，这对于今后的美丽和健康都是弥足珍贵的。

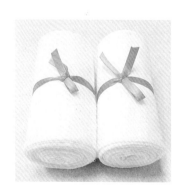

缠纱布很重要

不要觉得一切从喂完奶才开始，那样就错过了最难得的瘦身期。因为我是剖宫产，要等到伤口不疼了才能缠纱布，不然的话，建议你从产后一周就开始缠，因为纱布比腹带更贴合、更紧，不仅能帮助子宫收缩，防止下垂，对瘦腰减脂也很有效。

在适当的时候涂瘦身精华

我是从坐月子就开始涂瘦身精华的，因为有一些瘦身精华里面含有薄荷成分，涂上会感觉有点凉，所以可以先在大腿内外侧和臀部涂抹，腰腹部晚些时候再涂。涂抹的量要比平时大，配合打圈和揉捏的按摩手法，用量控制在1个月1瓶（200ml）。

月子里面练什么？

月子里的运动我推荐三个。

第一："美臂操"。单手握一听可乐，向头顶方向伸直，屈臂到头后的位置，再直臂高举至头顶，重复25次为一组，两臂各做3组。这个动作可以非常好地锻炼上臂后侧，减掉赘肉。

第二："翘臀操"。身体站直，手扶在桌子或椅背上，腿向后踢，感觉到臀部后侧和大腿后侧收紧，每条腿做30次为一组，双腿各做3组。不管是孕妇还是久坐办公室的白领，都有下盘臃肿的烦恼，坚持练习这个非常简单的动作两三个月，就可以得到非常好的瘦臀、翘臀的效果啦！

第三：瑜伽里面的"下犬式"。双手双脚撑在瑜伽垫上，双手分开与肩同宽，提起臀部，拉伸背部，伸直双腿。注意脚后跟尽量接触地面，头和肩部尽量下压。这是很经典的全身消水肿的姿势，尽管练起来并不那么轻松，但是循序渐进地练下去，收效显著。

我的私家局部塑身计划：
一个月腰围瘦 4 厘米不再是天方夜谭

减肥塑身有很多种方法，如果你去健身房，私教也会跟你推荐五花八门的有氧、无氧锻炼方法，但经过各种尝试后，我个人觉得，大部分私教的方法都需要很长时间才能见到效果，而且并不那么容易坚持。

所以我不再被教练牵着鼻子走，我明确了自己的目标：前半年就是要瘦肚子。因为下腹部是怀孕时期脂肪积累最多的地方，这里不明显瘦下来，我会一直感觉自己的身材是和怀孕脱不了干系的，只有我的肚子平了，腰细了，我才能重新找回对于身材起码的自信。

后来我找到了我现在的教练李浩轩。他也是很多明星信任的私教，曾经跟着吴秀波、汤唯随剧组贴身指导他们训练，这才有了《北京遇到西雅图之不二情书》里面波叔大胆露肌肉的一幕。他调整体态、瘦小腹的方法在理论和实践上都让我很信服。

遇到李浩轩教练之后，我才发现我对于简单的"仰卧起坐"存在着很大的误解。真正对腹部锻炼有效的仰卧起坐是百分之百用下腹发力，其他地方都不借力，这需要我们掌握正确的发力感。

很多人整天练腹部，但下腹就是瘦不下去，那是因为可能他的下腹只练到了 10％，其他 90％ 的发力都分散在其他各处了。

这样做是错的！
1. 卷腹时脚会离地，或腰部离开地面。
2. 腿使劲。
3. 腰部使劲。
4. 往上起的时候脖子、肩膀、胳膊都跟着使劲。

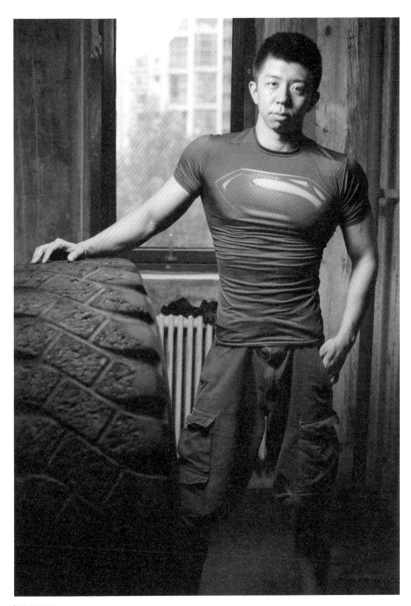

| 李浩轩

如果你觉得仰卧起坐做起来很轻松，很容易就起来了，那也许就是在借力！产后几个月的妈妈腹部力量都比较差，如果按照要领来做，会觉得做一个都很难。

经过李浩轩教练的指导后，我做仰卧起坐变得非常慢，其实越慢越累，每做一个我都会去控制。在练习的时候一定要用意识去控制身体，想练下腹，就要想"我只用下腹发力，其他地方都放松"，像念经一样提醒自己。

每次上课之前，教练会让我激活下腹，我就会在潜意识里告诉我的下腹："我要练你了，我现在只希望你这块儿使劲。"然后再开始做。当我正式开始做的时候，就会觉得只有下腹这里酸痛。

这个训练方法最神奇的地方是，我想瘦腰部，想瘦2公斤，练习了3个月，最后这2公斤全瘦在了腰上，其他地方一点都没有瘦。我觉得这就是检验是不是真的练到位最好的方法！

其实真正让肚子瘦下来靠的并不是每周一次的私教课，而是每一天20分钟，日积月累地练习。浩轩和他工作室的小敏教练都会给我布置家庭作业，并在群里号召打卡，每一天的任务并不重，难度也不大，只要每天坚持，就会看到非常明显的效果。我曾经有一个月每周进行4~5次锻炼，每次20分钟，再加一节60分钟的私教课，下腹立刻瘦了4厘米。

现在，在系统性地坚持瘦腹锻炼3年后，我的锻炼频率已经可以降到每周2~3次，只要注意平时的坐姿、走路姿势，就可以让小腹赘肉再也不反弹了！

简单有效的居家瘦腹练习

○ 居家练习 1：毛毛虫爬

站在瑜伽垫前，下腹收紧，弯腰，双手按在垫面上，利用上肢的力量一点一点往远处爬，再一点一点收回来。全程都要感觉腹部收紧。10 个为一组，共做 3 组。

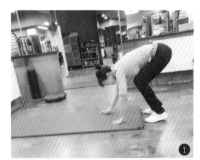

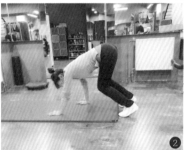

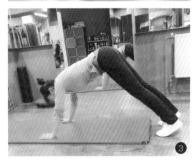

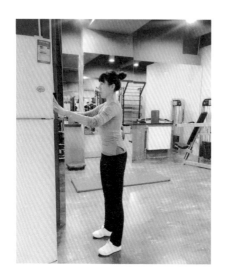

面对冰箱或一面墙站立，腹部收紧，双手扶在冰箱或墙上，下腹左右摇摆。摇摆 30 次为一组，共做 3 组。

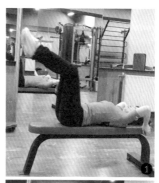

○ 居家练习 3：上举腿

平躺，双手举过头顶，可以借一些力。先收腹将双腿收到胸前，再举至最高处，慢慢落下，越慢越好，然后重复动作。15 次为一组，共做 3 组。

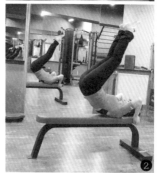

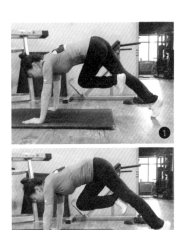

○ 居家练习4：俯身登山

像做直臂平板支撑一样撑在垫子上，收腹，双腿依次收至胸前，停留的时候再收一下腹部。每侧腿做 20 次为一组，双腿各做 3 组。

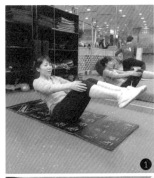

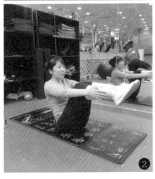

○ 居家练习5：屈膝摸脚踝

腹部锻炼有一些基础后再练这个动作。在垫子上躺平，双腿屈膝抬高，收腹起身够脚踝。10~20 次为一组，次数循序渐进地增加，共做 3 组。

别让这些细节坏了你的卷腹大战

1.　腰一定要贴在垫子上！

2~3.双脚一定要接触地面，如果
　　平凳（或床）过高，可以在
　　脚下垫一个箱子。

4~6.双手虚抱头，脖子千万不要
　　借力。

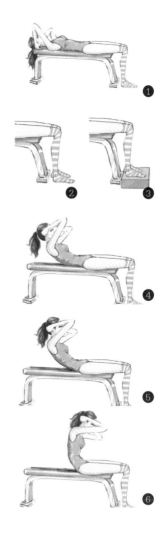

一天一个拉筋操

测试一下：你的筋够柔软吗？

　　柔软度不好的人，活动受到的限制较多，运动时受伤的可能性较大，生活中身体某些部位疼痛的概率也大。然而，如何知道自己的筋够不够柔软这一比较抽象的问题呢？通过以下的小测试测测看吧，在你符合的选项上画钩即可。

　　□弯腰时双手无法在不弯曲双腿的同时触碰到脚趾；

　　□下蹲时臀部离地面的距离小于 10 厘米；

　　□做瑜伽双腿劈叉时，感到大腿内侧疼痛；

　　□常有头胀、头痛的困扰；

　　□觉得颈椎僵硬，经常落枕；

　　□天天都感到腰酸背痛；

　　□经常手臂酸痛，无法高举，更别说把手伸到脑后；

　　□很容易抽筋，总觉得手麻脚麻；

　　□小腿僵硬，或是常会脚底痛、脚跟痛；

　　□长期便秘，试过很多方法都没有解决。

测试结果：

1. 符合 3 个以内：哇哦，你的柔软指数不错，继续保持就能有健康的身体和美丽的身材。

2. 符合 4~7 个：你的柔软指数中等，有一点受伤的危险，身体对运动的适应性差，不容易接受运动，可能因此而发胖并难以减重成功哦。

3. 符合 8~10 个：你的身体蛮僵硬的，容易产生筋缩并导致循环
   不畅，随之引起便秘、水肿和腰痛、腿痛、颈椎疼痛。

一周拉筋操

做完测试后，不妨赶紧动起来吧！来学习一下韩国超人气健身名模艾咪提倡的一周拉筋操，每天锻炼一个部位，短短 3 分钟就能大有成效哦！

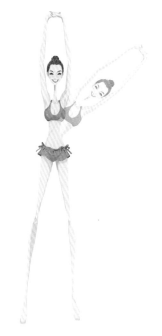

○ 星期一：腰部拉筋操
  开启活力一周

双臂向上伸出，十指交叉，腹部稍稍用力，维持吸气状态，慢慢地侧弯，直到腰侧有拉伸感，保持 10 秒再换另一侧练习。做动作的过程中注意膝盖不要弯曲。

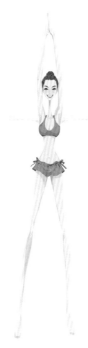

○ 星期二：腹部拉筋操
　　缓解又酸又刺痛的身体

　　站立，双腿打开与肩同宽，吸气，将双手手掌对贴，手臂向上伸直，维持 15 秒，让脊椎感觉拉伸到最大限度；呼气，将双臂向外侧伸出后放下，重复动作。

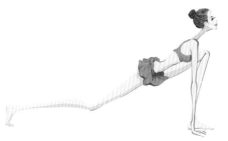

○ 星期三：腿部拉筋操
　　让吃力的身体变得像小鸟一样轻盈

　　双脚打开与肩同宽，双手按在脚前侧蹲下，一只脚慢慢往后伸直，视线向上，让向后伸出的腿有拉伸感，维持 15 秒后换另一边重复做。

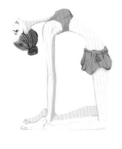

○ 星期四：脊椎拉筋操
打造美丽的身体曲线

　　屈膝跪在垫子上，吐气，腹部用力，慢慢地将上身向后仰，直到双手抓到脚踝，维持动作及呼吸 20 秒，慢慢地一只手一只手地放开脚踝，恢复到身体直立跪着的姿势。这个动作可以让整个脊椎更有弹性，并缓解便秘哦。

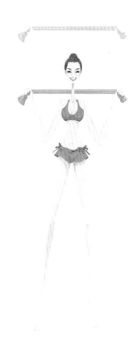

○ 星期五：肩颈拉筋操
爽快地迎接周末

　　直立，双脚打开与肩同宽，双手紧抓住毛巾两端向上伸展；吸气吐气，将毛巾下拉到头后侧。做的时候注意头不要向前推。

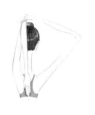

○ 星期六：小臂拉筋操
　　下午茶的热身赛

　　站立，双脚打开与肩同宽，一只手臂抬高弯向肩部，手肘下弯指尖向下，另一只手轻轻地压住前一只手的手肘，向下的手掌尽量放在背部中间的位置，维持 10 秒后换另一只手臂做。

○ 星期日：臀部拉筋操
　　消除一周的疲劳

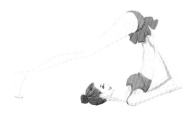

　　平躺在地板上，抬起双腿，手臂用力撑住地板，手掌撑住腰部，将腿向头部方向拉伸，尽量让脚尖触碰到头上方的地板，维持 5 秒后恢复到最初的姿势。

最性感的蜜桃臀到底怎么练？

　　我恢复产前身材的第二步是瘦臀。我心目中完美的臀部应该是线条饱满而紧致的，和大腿有一定的分离度，臀部皮肤光滑有弹性，完全没有橘皮组织。为此我特地去向"中国第一美臀"姜黎明讨教了她的练臀秘籍。

前两周——先练一些简单的基础动作

1. 找一把椅子，扶着椅背，一条腿站直，另一条腿向后伸展，停顿2秒，然后放下，一边做 10~15 次，然后换边。

2. 跪在垫子上，双手撑住地面，单腿屈起向外侧伸展，一边做 20 次。

3. 爬楼梯，一次跨两级台阶。这个练习简单又能减肥，可以很好地紧实臀部肌肉。

4. 深蹲跳，蹲下去的时候尽可能蹲得低一些，然后舒展身体向上跳，紧接着再落下蹲到最低。一组做 12 个。练习这个动作臀部和腿部都会有非常明显的感觉。

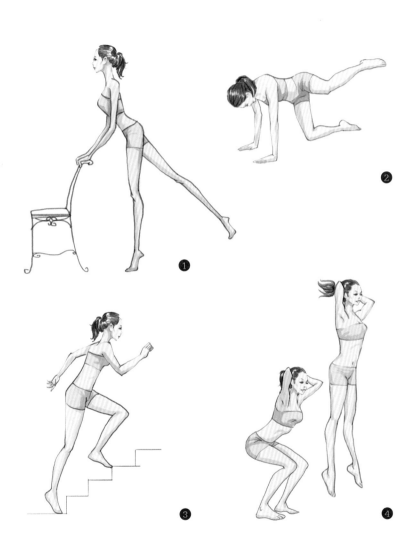

最练臀的深蹲到底应该怎么做?

○ 徒手深蹲

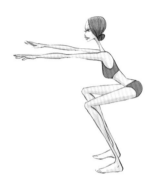

这是最常规的一种入门级深蹲，但练起来可并不轻松，也有很多小细节需要注意。站立，双腿分开与肩同宽，脚尖向外打开 15~30 度，保持身体正直，抬头、挺胸、收腹，眼睛向前看；想象臀部向后坐凳子，直至大腿与地面平行；然后脚后跟和臀腿同时发力，推起身体回到原位。

○ 跪式深蹲

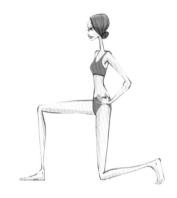

双手叉腰，挺胸收腹，膝盖套上护膝，右腿跪在垫子上，随后左腿同样跪下，再抬起右腿起立，依此循环。发力的过程中要收紧臀部肌肉。

○ 靠墙深蹲

　　找到一面墙，确保背部直立并将整个背部完全贴在墙上，随后下蹲，并在大腿和地面平行时停止，保持这个姿势不动。这个动作不但可以练出翘臀，还对膝关节的康复有帮助。

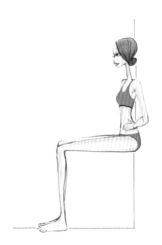

○ 分腿深蹲

　　把一条腿向后抬起放在高物上，然后做徒手深蹲的动作。如果下蹲过程中无法保持平衡，也可以扶着墙做。

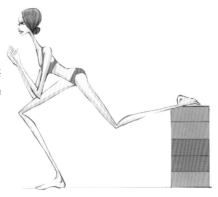

○ 深蹲跳

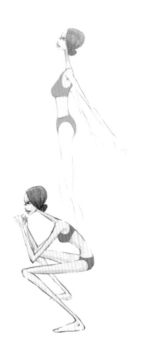

蹲下来，然后尽可能地跳高，在降落的过程中再次下蹲，如此循环反复。可不按动作次数而按时间计算，比如反复练30秒。深蹲跳是一种非常好的心肺训练。

○ 哑铃深蹲

如果你在家没有杠铃可以进行负重，那么哑铃深蹲是种不错的负重训练方法。先两手持铃，下蹲，让哑铃落在脚两侧后站立，依此循环反复练习。

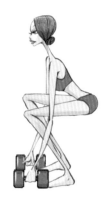

○ 猴式深蹲

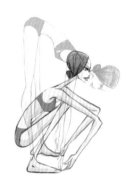

蹲下，抓住双脚脚趾，起身，依此循环反复。这种深蹲能为你的练习增加点乐趣，但柔韧性不好的人做这个动作会有点吃力。

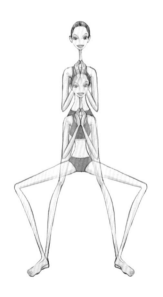

○ 相扑式深蹲

两腿分开站立，间距一定要宽，脚尖朝外，双手合十于胸前，蹲下后起立，依此循环反复。这个动作对大腿内侧的刺激比普通深蹲要强。

练臀不胖腿的核心技巧

1. 深蹲不要半蹲，要确保蹲得足够低，最好是大腿与地面平行，这样才能有效刺激到臀大肌。

2. 训练完后记得要拉伸。训练过后的放松和拉伸可以帮助肌肉更好地恢复和生长，练出漂亮的线条。

减重不减胸！

作为女人，减肥的同时还减了胸真的是一件极其恼人的事。对我来说，减肥是一定要的，但胸部缩水却是我无法接受的。正在我烦恼的时候，李浩轩教练及时地向我推荐了他工作室里的美女教练小敏，来告诉我怎样聪明训练，减重不减胸。我还真的从小敏教练那儿学到了许多神奇的练胸招数。

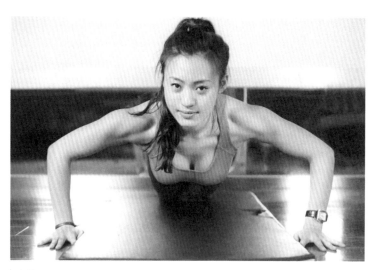

| 小敏

波比燃脂不减胸

波比是一种高强度、能让人在短时间内迅速燃脂的运动，它结合了深蹲、伏地挺身、跳跃等一连串的动作，在短时间内会将心率拉升到将近人体最大值。但它不像一般有氧运动那样会让胸部脂肪减少，因为当你在做波比起跳动作时，需要用腹部核心肌群的力量把整个身体给支起来，不会给胸部过多的震动刺激。

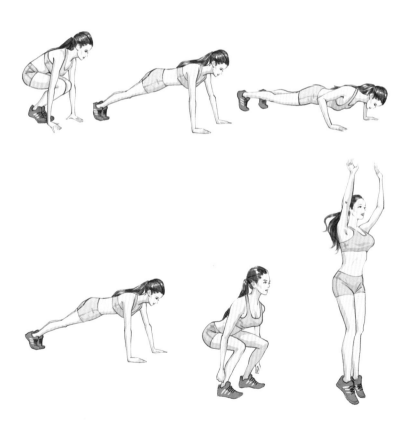

哑铃飞鸟让胸部曲线越练越显

　　如果你想让胸部曲线越练越明显，哑铃飞鸟会是一个很好的健身动作，请放心，这个动作完全不会减胸！它的要点是：身体放松平躺，双脚平稳地踩于地面上，手持哑铃向上伸，保持双臂略微弯曲。吸气时，两臂张开平稳下滑，使肘与肩同高；呼气的同时推举哑铃至初始位置，要找到一种环抱水桶的感觉。在做这个动作时，意念应集中在胸部的发力感上。

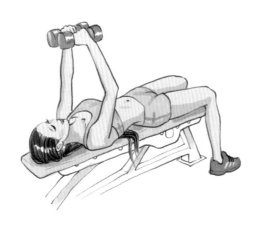

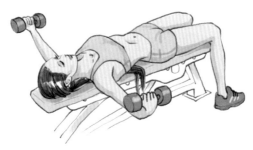

哑铃卧推让你只用胸部发力

　　哑铃卧推也能帮你减重不减胸。这个动作的要领是：仰卧，双脚放于地面，小腿垂直于地面，两肘弯曲，握住哑铃，拳眼相对，手心朝向腿部的方向，哑铃的轴线位于胸部上方1厘米处（这样才能让胸部发力，如果哑铃举在肩膀上，就只能锻炼肩部肌肉了），抵住胸部。上推哑铃，方向向上略向前偏，呈抛物线的运动轨迹。两臂伸直时，哑铃重心接近肩关节的支撑点。然后，两臂慢慢弯曲，哑铃垂直落下，下降至最低处后，再做上推动作。

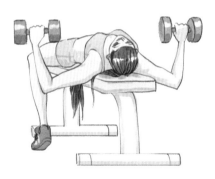

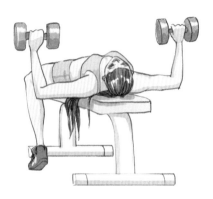

丰胸私房话

有一次，我的闺密要从韩国专程来找我深谈，都是关于她的胸部！她生了宝宝6个月后急速瘦身，各种运动、节食、仪器、工作奔波一起上，胸部也急速缩水，不仅体积回到解放前，最关键的是视觉上明显下垂且干瘪。

这是不是女人最大的幸福与悲哀？孕育出一个美丽的生命，却同时搭上了自己的好身材！

我立刻为她翻出了各款丰胸霜、紧实霜：娇韵诗健胸调节乳（丰满型）（Clarins LaitBuste Ultra-Fermete）、Talika（塔莉卡）的超动感丰胸精华2.0、嘉媚乐的丰盈提升精油。它们要么含有牛油果与铁树萃取物，能帮助形成"隐形胸罩"；要么灵感取自印度阿育吠陀，添加了印度女性丰满的秘密——穆库尔（mukul）树皮提取物，还有各种纯植物精油成分。专家建议将其放在床头，每晚沐浴后使用，手法是环绕胸部按摩5分钟，再由下至上自胸底部提升到下巴部位。如果要测试效果，光按偏小的一边也靠谱。

VIPR（健身炮筒）运动我也经常练，它是个有多个握位的圆柱形胶皮筒，高80厘米左右，重量是4千克起，通过上举、横举、划船、推拉等多个动作来锻炼身体的每一块肌肉。它比一般器械更能练到深层肌肉，又不像其他器械那么容易拉伤肌肉，练胸大肌效果还是可以的。

调整型内衣简直是产后妈妈的救世主！我第一次见我的内衣顾问Cindy时，她就给了我一个下马威。当时我生完孩子才3个月，水肿肥胖还惨不忍睹，她为我测量了全身的10个围度，远比三围更加精准骇人，我百分百超标，其中腰围更是超标11.5厘米。也是那一次，她告诉了我将后背、大臂、副乳等多处多余的脂肪游离到胸部的方法，并无比真诚地和我保证：你一定可以穿E罩杯的。天哪，我这三十年都白活了吗?

我首先问她为什么要穿调整型的内衣,她告诉我因为脂肪游离按摩之后需要有内衣来固定,调整型内衣的侧面非常宽,有 20 厘米左右,肩带也比一般内衣宽 4 倍左右,所以更加稳固。

她的 DIY 胸部管理操其实非常简单:用力从手心按摩到腋下,疏通淋巴,每侧 5 次;捶打两侧腋下各 20 次;环绕胸部按摩 20 圈;将两侧副乳分别拨向胸部各 20 次。所有的按摩都要用一定的力道,每晚沐浴后坚持做。再加上调整型内衣的作用,她告诉我,副乳最多一个月就可以消失了。

另外,她每次推荐给我的调整型内衣其实都会比我实际的号码大一个号,因为她说每个女人都有丰满的潜能,胸部绝不是过了青春期就不再发育,我们也可以靠自己的努力让它丰满起来。

半年后我再次见到她时,我的测试结果非常让她满意,胸部外扩减少了 3 厘米,胸部提升了 1 厘米,腰围瘦了 7 厘米,腹围瘦了 10 厘米。

好物推荐

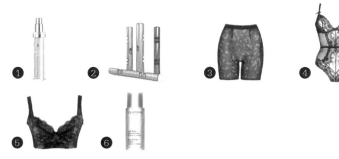

❶ Talika 胸颈护理精华乳
❷ VIPR(健身炮筒)
❸ Wolford Mara Control 系列束裤

❹ Agent Provocateur 连体内衣
❺ 茜比精塑内衣
❻ 娇韵诗 LaitBuste 美胸丰盈乳

减肥的最高境界——内脏燃脂

　　尝试了各种瘦腰方法，腰围却没有瘦下来一寸；便秘常常光顾；腰围超过 85 厘米，还总莫名其妙地觉得呼吸急促……如果这些状况你符合两项，也许就要为内脏减肥了。据说内脏减肥是减肥的最高境界，要知道只有内瘦一寸才能外瘦三寸。

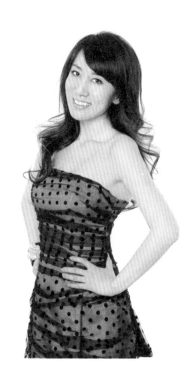

造成内脏脂肪过厚的原因：

○ 不爱蔬菜，餐餐无肉不欢。如果长时间如此，脂肪在体内很难吸收、燃烧，只能堆积在内脏周围，最终导致内脏脂肪含量超标。

○ 不爱喝水，一天一杯都喝不到。水是身体最佳的排毒"神药"，没有了水为身体机能提供动力，内脏脂肪就更没有"勇气"自我燃烧，也无法找机会排出体外，自然就越来越多。

○ 过分迷恋甜食和夜宵。晚上九点以后进食对身体的危害很大，这个时间段之后通常你不会再进行运动，高热量的夜宵会转化成脂肪停留在身体内，内脏脂肪的队伍也会越来越庞大！

○ 长期不吃早餐。不吃早餐会使得腹腔整个早上都处在无水、无营养的状态下，为囤积内脏脂肪提供足够空间。

内脏脂肪过厚的害处太多，说都说不清！

○ 身体内部机能下降，全身新陈代谢出现障碍。

○ 宫寒不孕。因为内脏肥胖容易挤压下腹部，阻碍盆腔部的气血运行，容易导致妇科炎症、宫寒、不孕、子宫肌瘤等。

○ 肠胃不和。胃肠道脂肪过量堆积，会阻碍胃肠道的蠕动，减弱胃肠道的消化、吸收、排泄功能，导致胃胀、胃疼、便秘、腹泻等。

勺子按摩法

在日本，非常流行勺子按摩法，通过小小的汤勺来按压皮肤，能达到很好的减脂作用。首先，在腹部均匀涂抹葡萄柚精油，它能很好地促进身体代谢；然后用汤勺以肚脐为中心由外向里按压，力度以腹部感觉到压力为最佳。这种按摩的方式不但能通过勺子的力量将精油分子传递到皮肤内，使其参与到身体的代谢中去，还能从外向内地提高腹腔温度，提升脂肪自我燃烧的能力。

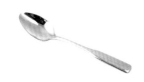

| 阿芙葡萄柚精油

坚持每天练习半小时腹式呼吸

腹式呼吸不仅可以增大肺活量，增强心脏功能，还有助于消除腹部脂肪，排除腹部废物，改善腹部血液循环。

练习方法：

1. 采取舒适的冥想坐姿或仰卧，放松全身。
2. 放空，保持自然呼吸 5 分钟。
3. 右手放在肚脐上，左手放在胸部。
4. 吸气时，最大限度地向外扩张腹部，胸部保持不动。
5. 呼气时，最大限度地向内收缩腹部，胸部保持不动。
6. 循环往复，保持每一次呼吸的节奏一致，细心体会腹部的一起一落。

射频治疗：消胀气，去内脏脂肪

　　我的同事在修身堂体验了一个疗程的 Indiba（深层温热仪），每日一次，每次 1.5 个小时。第一次体验她就觉得非常热，身体从内到外的热，并感觉口渴、疲惫，像跑了一场马拉松的感觉。定点治疗胃部后，她不断打嗝，排气，一次治疗后已经感觉胃部胀气消了很多，腹部的脂肪也软了很多，直至睡觉时下肢依然感觉温温的。经过 3 次治疗后，她的胀气明显好转，胃部也暖暖的，胃围更是下降了 3 厘米。5 次治疗后，她的体重减了 2 公斤，脂肪减轻 1.5 公斤，并且通过定点刺激涌泉、足三里、大椎、长强、成山等穴位，她的下肢水肿、寒凉、妇科问题大大改善，睡眠质量也大大提高。9 次治疗后，她共减重 3.3 公斤、减脂 2.3 公斤，内脏脂肪从警戒的 5 级到了健康的 4 级，新陈代谢年龄减轻了 3 岁，胃围减少 8 厘米，腰围减少 5 厘米，腹围减少 5 厘米。

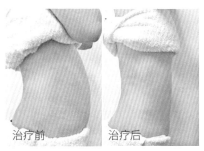

治疗前　　　　治疗后

| 我的同事做了 9 次 Indiba 内脏减脂之后的效果对比图

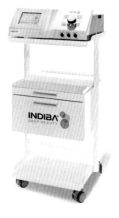

内脏减脂吃什么？

在给内脏减肥的过程中，我发现富含膳食纤维的食物，例如燕麦、绿豆、番茄、葡萄柚等，可以让排泄顺畅，吸收有害物质和胆固醇并将其排出体外。此外，膳食纤维具有吸水作用，能增加饱腹感从而减少能量摄入，起到很好的减脂作用。这些食物都被列入了我的减脂食谱，帮助我从内到外真正健康地瘦下去。

茶中富含的维生素 B_1 能将脂肪充分燃烧转化为热能，于是我的手边开始备有黑茶、荷叶茶、杜仲茶、乌龙茶等，以便自己在办公室能够随时泡上一杯。

食物中的肌醇有助于清除肝脏脂肪，橘子中就富含肌醇，热量也不高，酸甜的口感十分清新。

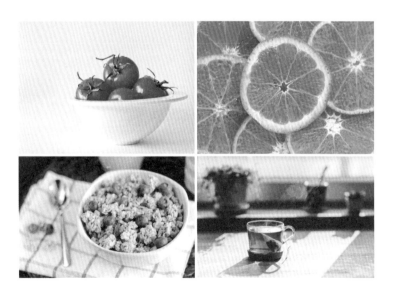

万一吃了垃圾食品也不要怕

尽管我是个自制力极强的人，但人总有犯馋的时候，偶尔我也会有想要吃垃圾食品的冲动。这时候，吃对解"毒"食品就很关键了。

O 高热量糖果用蔬菜来平衡

不得不说糖果巧克力真的是女生们的"软肋"，但它们除了热量之外基本上没有任何的营养价值，而它们带来的高热量却需要几天的运动才能消耗。

解"毒"攻略：生食沙拉平衡热量

想要解这类零食的"毒"，维生素和矿物质含量丰富的各类蔬菜是首选，低热量的它们可以中和糖果巧克力带来的空卡路里。低油低盐的生食蔬菜沙拉是最好的选择了。

O 油炸食品靠纤维素

膨化食品绝对是你看美剧韩剧时候的好伴侣，但它们大都是油炸的，太容易被吸收，这会导致血糖快速上升，也会刺激胰岛素分泌使身体产生更多脂肪。

解"毒"攻略：补充大量高纤维食物

纤维素可以阻止淀粉被快速吸收，让它们在肠胃里停留更长时间。高纤维食物是指除了纤维以外其他成分含量都很低的食物，比如可以用低脂牛奶浸泡纯燕麦，这样的搭配低脂、高纤、低糖，不会在补充纤维以外造成额外负担。

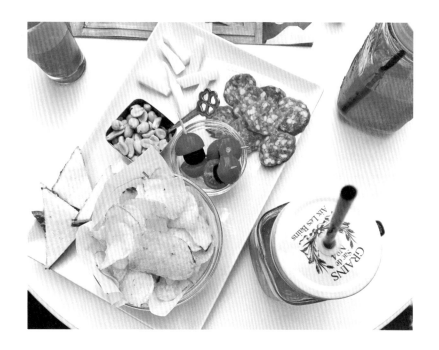

○ 吃甜品要多喝水

甜点除了食用香精和色素过多容易损伤肝脏外，高糖分也会使胰脏负担过重，严重的甚至会导致糖尿病。

解"毒"攻略：大量喝水减少糖分摄入量

在享受饼干蛋糕时，请多喝一些白开水或柠檬水，它们可以减少糖分的摄入量。除此以外，还可以选择低温烘烤的饼干和全麦饼干，它们对人体没有危害而且营养丰富。

○ 吃腌制食品要补充蛋白质

熏肉、腊肉、香肠等都属于腌制食品，这些食物中含有大量的亚硝酸盐，亚硝酸盐进入人体后可能会形成强致癌物亚硝胺。

解"毒"攻略：蔬菜 + 高蛋白食品

如果你实在难挡咸鱼腊肉的诱惑，不妨在烹制时将肉蒸煮透，然后加点醋在里面，醋可以帮助亚硝胺分解，又不影响美味。在食用腌制食品过后，应该多吃些蔬菜和高蛋白食品。

○ 边吃烧烤边吃红薯

肉类经过明火炭烤后会生成苯丙芘，苯丙芘在进入人体后，足以对胃造成癌变的威胁。

解"毒"攻略：吃烤白薯排毒

吃烧烤时你可以多点几串烤白薯，白薯中含有的大量纤维素，可以将烤肉中的有害物质包裹起来排出体外，并能阻止烤肉中的大量油脂被人体吸收。

美容院里的瘦身神招

热护理

流汗是一种最简单有效的排毒、减脂方式。冬季运动量变少，流汗机会也大大减少，更加适合进行一场酣畅淋漓的热 SPA（水疗）了。

○ 和会发热的草本姜拥抱

沐浴之后，躺在柔软度适中的温热的床上。之后美疗师会将蕴含罗望子精华及姜精华等天然草本成分的油慢慢倒在你的身体上，再加入牛奶混合形成奶白色的浓稠液体。这层液体可以嫩白柔滑肌肤，就像给身体做体膜一般，同时姜精华可以促进血液及淋巴系统循环，促进排毒。这个体膜还是加热过的，涂在身上能感受到流动的热度，温暖滋润。

将体膜涂匀之后，美疗师会先为你的全身裹上一层塑料膜，再裹上毯子，最后裹上加热被。三层 360 度保暖和持续加热的措施，就像是"会发热的拥抱"，你需要在这样的拥抱中坚持 15~20 分钟，让草本姜完全发挥出祛湿排寒的功效。

推荐疗程：MTM 水疗

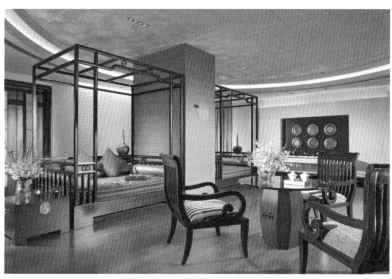

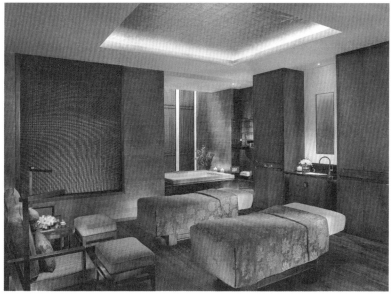

○ 绿茶排毒按摩暖肤

安纳塔拉水疗中心的 SPA 套餐，从第一道降火去燥的普洱欢迎茶开始就充满了温情。沐浴更衣后，只需在房间内的一面小锣上轻敲一声，理疗师就会循声而入，从牛奶花瓣足浴开始，开启 120 分钟美妙温润的 SPA 疗程。

这家水疗中心的特色是使用茶来进行身体湿敷和去角质，从足部开始，用绿茶颗粒轻柔摩擦，之后冲洗淋浴，随后而来的是运动按摩。这套按摩手法能够让疏于运动的肌肉得到舒展和放松，还能帮助增加血液循环的速度，让身体快速暖起来。整个疗程结束后，最大的改变是身体从脚开始暖起来，手脚不再冰冷，身体肌肤细致柔滑，不用担心干燥脱屑，还留下了久久不散的淡淡精油芬芳。

推荐：璞丽酒店安纳塔拉水疗

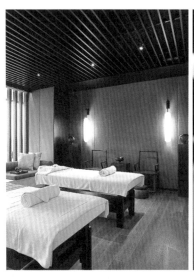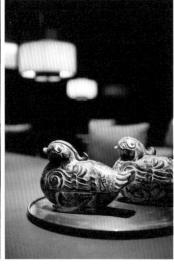

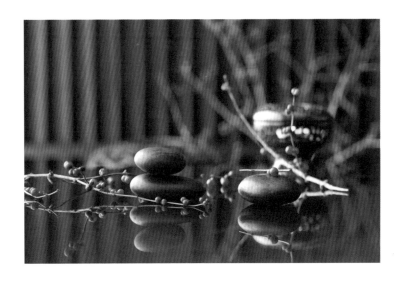

O 热石 SPA

第一级保暖：淋浴加蒸汽。淋浴与蒸汽可以让全身的毛孔打开。这一步最特别的一点是精油可以自选，美疗师会请顾客挑选出自己喜欢的精油，放在加湿器中蒸脸 10 分钟，感受精油的气味。

第二级保暖：2 小时的玉石全身按摩。当加热的玉石在身体上移动的时候，已经开始发热的身体会有一种放松感，舒服极了！

第三级保暖：全程在电热毯上进行。电热毯能使身体升温加速，这种从上到下的保暖会令你感觉热能在源源不断地往身体里灌注。

推荐：玉府半岛酒店水疗

○ 岩盐热疗

　　沐浴之后理疗师首先会用精油为你按摩全身。理疗师的按摩力道很足，通过按摩可以疏通不畅的经络，让紧绷的身体完全放松下来。接下来，经远红外线和负氧离子加热后的岩盐开始在身上移动，身体会感觉一阵温暖酥麻，原本紧绷酸痛的筋骨肌肉也放松下来。岩盐的导热效果比热石要好，不仅能加快血液循环，增强血液净化作用，更能加速新陈代谢并提高细胞活性，使身体的免疫力得到提升。用岩盐按摩后，很快全身就感觉到一阵暖流流过。

　　推荐：亚历山大 SPA 馆

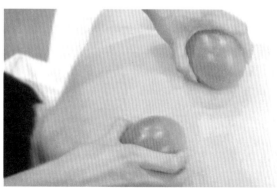

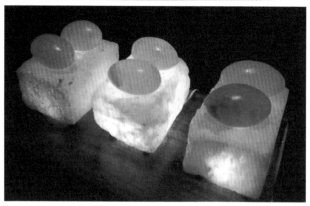

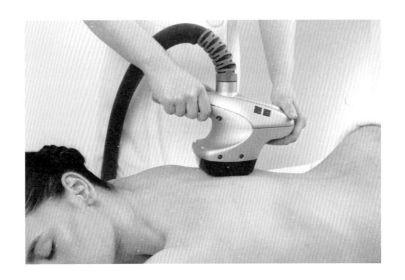

负压吸力瘦身仪

专家提醒：很多人都把胖归咎于贪嘴，认为饮食不节制就会引起脂肪堆积。其实脂肪并不是胖的唯一原因。长期累积体内的毒素、肠胃功能紊乱引起的胀气、血脉经络不畅引起的水肿、胶原蛋白流失导致的皮肤松弛都会让人看起来臃肿。由此可见，肥胖的五大诱因是脂肪堆积、胀气、水肿、胶原流失、肌肉松弛。

推荐疗程：负压按摩排毒＋溶脂＋塑形瘦身系统疗程。负压按摩可以促进淋巴循环，有助于把身体里多余的毒素排出体外。射频使皮肤组织中的水分子以4000万次／秒的高速共振旋转，相互摩擦聚集热量，皮肤温度升高促进皮下脂肪的分解和代谢，达到溶脂和紧致的效果。

气穴爆脂仪

专家提醒：肥胖分为体质性肥胖、营养性肥胖和水肿性肥胖。其中，体质性肥胖又称遗传性肥胖。营养性肥胖，指由于饮食习惯不良和运动量不足，机体热量摄入大于消耗，从而导致局部脂肪堆积。水肿性肥胖指由于体内毒素及组织中多余的水分不能顺畅排出体外所造成的水肿现象。搞清肥胖成因才能有的放矢地减重。

这个疗程分为两个部分，第一个部分是爆脂，第二个部分是排脂。气穴爆脂的原理和超声波很像，它在脂肪层形成高速的振动，从而达到改变脂肪细胞形状的作用。治疗时，你的皮肤表面会有麻麻的感觉。第二个步骤是通过振动仪用很大的振力将刚才爆破的脂肪移动，由腺体排出体外。可以说这是我体验过的即时效果最好的一个项目，当时就觉得腰腹收得很紧，腰线摸上去非常明显，而且便秘的问题也得到了解决，感觉非常通畅。

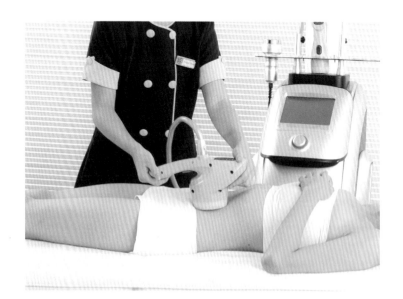

射频治疗仪

适应证：身体各部位皮肤的松弛下垂。

禁忌证：心脏装有起搏器、身体内存在金属（如钢板、钛钉等）的人，体内有避孕环的女性等。

治疗前准备：需要将身上所有金属物品去掉，清洁治疗部位。

治疗步骤：

（1）涂抹专用胶：将专用胶涂抹于治疗部位，此胶具有保湿、镇静、舒缓、保护皮肤的作用。

（2）调节能量大小：如果是第一次做治疗，先将仪器的能量调到一个适中的大小，再根据治疗过程中皮肤的反应、耐受程度调节能量。

（3）治疗中的要点：治疗头在治疗部位快速滑动打圈，使皮肤迅速升温，用激光皮肤测温仪测试温度，温度在39~42℃为最佳，之后再进行6个来回的治疗。整个过程中，皮肤感觉舒适温热，无疼痛感。

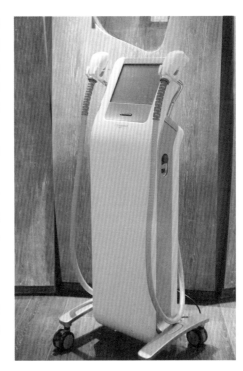

（4）治疗后：可静候5分钟，待皮肤得到滋润和舒缓后，将专用胶擦干净即可。

（5）日常护理：治疗当日不做任何处理，可在第二日晚沐浴后使用保湿紧肤乳液。

冰美人酷塑（cool sculpting）

这个项目准确地说不是在美容院操作的，而是在医美机构。我是这个项目进驻中国的第一批体验者，那时大概是 2016 年 10 月，现在它已经得到中国 CFDA（国家食品药品监督管理总局）的合法批文，成为正式的非侵入性减脂治疗项目。

原理：通过低温，精确针对脂肪细胞，让细胞通过自然的生物凋亡方式被消除。

适用范围：顽固性脂肪，健身练不到的部位，如大腿内侧、后背下侧、上臂。

我当时体验的时候，腰部的脂肪其实并不是太多，但是我的下腹有一个椭圆形的区域卷腹怎么也瘦不掉，似乎是遇到了瓶颈。所以我为了对比效果，只做了左边一侧，也就是肚脐和左侧腰中间的部位。

当时的感受还是很舒适的，全程无痛感。而且治疗师告诉我，低温也并不会引起女性担心的宫寒，因为它是把吸起的一块脂肪降温，并不会传导到身体内。

治疗结束，把仪器拿开之后，治疗部位摸起来很冰很冰，治疗师要按摩这个部位，这个时候会感觉有点麻麻痛痛的，但持续的时间也不长，比起热玛吉超声刀来说根本不算什么。

我是在治疗后 2 个月才感受到效果的，左侧的治疗部位脂肪层明显更软一些，腰围更是让我又惊又喜，一次瘦了 3 厘米，我的腰围第一次回到了 5 年前的围度哦！

这些都是什么？

○ 肠排

肠排你有没有听说过？就是有点像灌肠一样的排毒疗法。美容师会将 500 毫升左右的有益菌群灌入你的肠道，你要忍耐 15 分钟左右，这期间美容师会和你聊天、捶打双腿分散注意力，接下来你就会彻底地和你的宿便告别了！这种方法非常适合便秘的女生，但是不要太过频繁地尝试，会产生依赖。还是要让身体养成良好的新陈代谢机制，偶尔肠排清理宿便即可。

○ 推经络

经络按摩是大部分美容院都会有的项目，我 10 年前就开始在各种美容院体验，它可以疏通身体的几大经络，缓解身体酸痛，同时调理循环，让代谢更顺畅，兼具减肥效果。我觉得对于推经络大家不要抱有太多幻想，把它视为常规身体保养就好，因为它的瘦身效果不明显，但对于经络不通、身体循环不好、容易水肿的人来说确实是不错的保养方式。

○ 手工捏脂

手工捏脂是不是听起来很靠谱？再加上范爷也是每次活动之前都去坊间某神奇的卫生条件很差的地方捏，更让这个名词添了几分神秘色彩。在我体验之后，除了大面积肌肉酸痛和淤青之外，我并没有感受到传说中的神奇。但是从原理上讲，脂肪是可以移动的，如果可以长期不懈地按摩，将副乳、大臂等处的脂肪推到胸部，这个逻辑是成立的，但是需要长期坚持才能见效。

○ 埋线

还有哪个女明星没埋过线吗？我在试了以上比较温和的方法之后，终于拜访了在娱乐圈超有名气的某医生的府邸。据说他为无数在减肥的苦海中找不到方向的人带来了福音，我自然两眼发亮，又像从未受过伤害的单纯的小羊羔一样躺上了治疗床。

医生在了解了我的身体状况、生活习惯和需求之后，为我把了脉，然后选取了约 20 个穴位下针。被扎的感觉倒并不可怕，和小时候打针的感觉差不多，只是破皮之痛，不过在脂肪很少的部位例如后背、颈椎、小腿（因人而异），痛感会更加明显。

之后他明确要求一周内不能喝酒、淋浴、吃海鲜、做剧烈运动和按摩，并配了每日三次的口服小药丸。在回家之后的 3 个小时左右，我开始明显地感觉到双腿非常酸痛，像肌肉拉伤，不能碰也不能挪动，只能躺在床上。我当即了解了一下其他人的感受，有的说像灌了铅一样沉重，有的说每个针眼都开始肿胀，并持续多日，有的说肠胃和颈椎开始很痛很麻，有大面积淤青，总之，都不好受。至于他配的药片，主要是帮助代谢和抑制食欲的，我认为并不健康，虽然能快速瘦，但是待治疗结束后食欲恢复更有可能反弹。所以我没有服用，就想看看光埋线会不会也有效。

在治疗后的一周内，我明显感觉新陈代谢加快，每天有点拉肚子的状况，到时间不吃东西也不觉得饿。一周后，水肿减轻是最明显的，之前根本带不上的戒指现在很轻松地套上了，体重没有急速下降，轻了 1 公斤而已。看来，埋线对于减肥是有一定辅助作用的，但是不要指望它能让你脱胎换骨，欲速则不达。

要一直瘦下去，
坚持比发狠更重要

如果以同学聚会里最年轻貌美的那个人为目标，那你最多能美成昔日校花；如果以微博网红为参考，那你应该离 PS 达人不远；但如果你真的能找到禁得起台上台下众人挑剔的 True Icon（真正的偶像），才有可能美到自己人生的真正高度。

周末受邀到激光泰斗赵小忠教授的诊所体验一个瘦身仪器，治疗师掀开我的衣服，摸着我的肚子说："这么瘦啊！哪有脂肪可以减？这做了也没啥用啊！"如果你是我，是不是就要立刻笑抽了？可是最了解自己的人是自己，我知道虽然最近两年我认真健身，不暴饮暴食，但下腹还是有圆圆的、直径在三四厘米的一坨肉，迟迟挥散不去。任凭我怎么做卷腹、波比、游泳、有氧运动，它却都不离不弃，就在那儿。

那么多教人变美变瘦的微信号，为什么我们每天都要看？

每次在健身房更衣室，就算不直视来来往往的身体，用余光我也能一眼分辨出哪个是少女，哪个是孩儿她妈。如果以她们为参照物，那我的确应该觉得自己功成名就了，生了宝宝，胸没垂，肚子没成沙皮狗，屁股没有瘪塌，腰线还在，翘臀还在。但这就是我的追求吗？

做美容编辑的好处就在于此，每天看的都是各路明星达人的美丽瘦身经，你不喝"鸡血"都没法开始一天的正常作息。今天是米兰达·可儿搞定亿万小鲜肉全靠美胸细腰好身段，明天是霉霉（泰勒·斯威夫特）拿下帅帅的抖森（英国男演员汤姆·希德勒斯顿的中文昵称）原来是因为胸以下都是大长腿。一天两天看这些不算什么，只会当娱乐八卦消遣消遣，但如果你和我们一样，每天看的都是这些，我保证你会把"变得更瘦、更美、皮肤更好"当成是每日吃喝睡一样的标配！

朋友圈都说这样瘦身，其实他们都错了！

1. 跟闺密一起去健身，更容易坚持！

2. 约男教练，瘦得更快！

3. 不要称体重，围度更重要！

看了这三条，是不是觉得这是媒体都在晒的健身定律？

可是谁说一定要约闺密？我健身从来不用伴！你的体重是你自己的，围度是你自己的，闺密陪你去就会减得更快吗？她只会拖你后腿！因为闺密有时候会说，哎呀，今天来大姨妈了，下周再去吧！有时候又说，要不去看刚上映的大片吧，男主帅到爆！还有时候会说，我订了一家日本料理，可有空运的蓝鳍金枪鱼哦！每个理由都特别有说服力，你说你还能抛下她去健身吗？瘦是你一个人的事，不要把期望寄托在别人身上！

男教练会和你有化学反应，让脂肪燃烧更快，注意力更集中，很多媒体大号都在这样说。可是我 10 年的健身经验告诉我，一定要找一个和你有相同身材特点的同性教练！如果你是体脂含量高的肉肉身材，想练成 S 型身材，但不想把胸减没，而你的教练是平板身材，肌肉杠杠的，请问她怎么能理解你对于丰胸细腰的无尽渴望呢？找私教，一定要和她聊身材特点，了解她之前的体形，她自己是怎么锻炼的，她带得最多的是哪一类人，这样能帮助你更快地达到塑形目的！

很多人都说，我练了 2 个月，体重一点没减，还重了 1 公斤。教练就会告诉你：哦，没事，不要看体重，因为你的肌肉增加了，体重就会增加。拜托，你真的以为肌肉是那么好长的吗？增肌的难度是减脂的 3 倍。认真在同一时间称体重，跟踪大姨妈、饮食、健身、出差、失眠等各种生活状态对于体重的影响，自己走心地总结规律，才能了解哪一个因素对自己身材的影响最大。

我从来不觉得有谁是瘦不下来的，身材是这个世界上最可控的一件事，比皮肤、工作、谈恋爱都更可控。要做自暴自弃的小甜甜还是每天自律成习惯的维密超模，你自己选择吧！

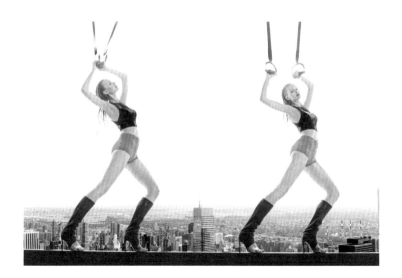

要减肥，养成习惯最重要

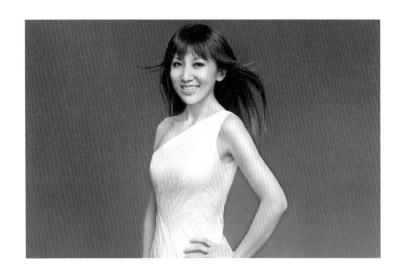

减肥的 10 种好习惯

对于减肥，我的态度是所有办法一起上，你至少应该知道 10 种减肥方法，涵盖医学美容、运动、节食、居家小窍门、减肥药、按摩等范畴。以下是我可以做到的，你呢？

1. 从不吃垃圾食品，包括膨化食品、麦当劳、薯条等快餐。

2. 从不碰碳酸饮料，告诉自己，甜食是用来安慰受伤的心灵或者庆功的，只有满足这两个条件时才可以吃。

3. 每天早上喝一杯蜂蜜水，帮助排毒和清理肠道。

4. 每一顿饭如果吃了主食就不吃肉，反之亦然，这样你既不用节食，也不会暴饮暴食。

5. 不要吃太多水果，水果糖分太多，既不利于减肥，还会加速老化。

6. 晚上看电视的时候能站着就站着，坐着的话就用拳头敲打大腿和小腿两侧来帮助胆经、胃经排毒。

7. 把推油按摩和经络按摩作为家常便饭，至少每两周做一次，帮助身体加快代谢。

8. 如果你有便秘问题，要搞清楚原因是什么。是肠胃动力不足、容易腹胀，肠胃蠕动慢？是肠胃因为经常吃辣的有炎症？缺少益生菌？还是宿便太多堆积在大肠？找到原因后对症下药，才能彻底解决问题。

9. 养成每周至少运动 1 次的习惯，跑步 1 小时，或上一节有氧操课或游泳 1 小时都可以。

10. 很多打卡健身 App 都是你的瘦身好帮手，例如 Nike training、Keep 等。只要坚持，利用这些软件在家也能完美塑身。

减肥中的"绝不"法则

很多事，并非要到怀孕这样的非常时期才能启动。如果你能够把"绝不"法则扩充到日常生活中，并且认真自律地坚持下去，就是对好身材一份零存整取的好投资！

○ 绝不能靠不吃来减肥。减肥不是不吃，而是要吃对身体好的东西。富含优质蛋白质的食物、高纤维的食物、淀粉类食物放在早上吃，每天服用有利于对抗皮肤和身体衰老的营养素。减肥和塑形绝不是靠不吃达到的。吃是为了保持身体的健康和能量，而好身材是合理运动加其他雕琢曲线方法的结果。

○ 运动绝不能单调，不然就会无法坚持。将器械、跑步、瑜伽、球类几种运动搭配起来，每周进行两项。

○ 绝不能指望一个运动是全能的，要搭配仪器塑形。很多部位靠运动是很难短期塑形成功的，例如副乳、大腿内侧、后腰两侧。但借助电波拉皮、M6 等经典的塑身仪器却可以达到很好的收紧效果。

○ 绝不能以缩胸为代价减肥。有曲线才是好身材。也就是说胸部挺拔丰满、腰细、屁股翘才是好身材的标准，绝不是一味地瘦就万事大吉。所以以后去美容院记得认真咨询丰胸的专业项目，脂肪是可以游离的，好的按摩师可以经过长期按摩帮你把副乳、大臂下侧的脂肪游离到胸部，达到丰胸的效果。健身时记得每次做 3 组锻炼胸大肌的器械，使这里的肌肉更加有提拉的力度，进一步逆转下垂。

○ **绝不要排斥高科技手段。**有的时候我们必须要有秘密武器。你以为明星生过孩子后 35 天就恢复少女身材仅仅是靠饮食与运动吗？吸脂这样的秘密武器该上的时候就得上。现在韩国的吸脂手术能够做到上午做完手术，下午就去逛街，痛苦小，恢复时间短，而且不会有凹凸不平的困扰。所以实在搞不定你的顽固脂肪时，还得靠猛药。

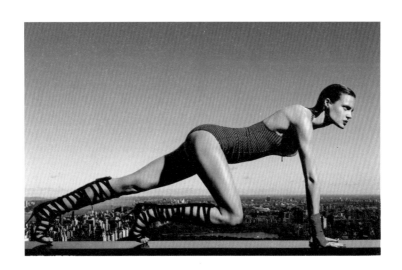

产后保持好身材的关键
——对话梁静

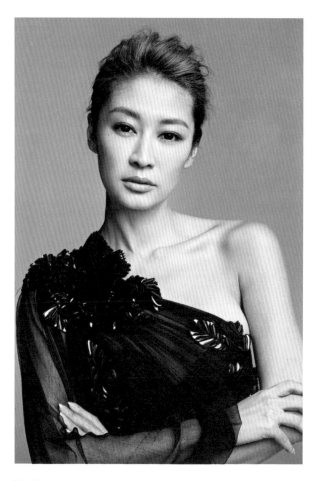

梁静

Q： **你保持好身材的关键是什么？**

A： 长期以来的好习惯最重要。我从小到大都喜欢健身，对自己的身材很在意。所以我在怀孕的时候身材就处于紧致的状态，我的肌肉本身的弹性记忆很好，这样它在产后就会想着收缩回来。

Q： **如果胖了，你觉得最好的瘦身方法是什么？**

A： 我酷爱游泳，每次会游 1000 米左右，隔天游一次。不过要循序渐进，不要一开始就给自己定一个非常高的目标。生完孩子坐完月子后就应该开始健身，比如做瑜伽、散步之类的。不要等到哺乳期完全过了再说。

Q： **饮食上你会注意什么？**

A： 很多人生孩子的时候不胖，但是坐完月子却"发"了起来，就是因为吃得太好了。我在怀孕的时候就只吃两餐，中午起来就只喝汤吃青菜，下午吃些水果，晚上正常吃。

生完之后我也吃得很清淡，主要吃专业的月子餐，并且只吃很少的主食。有些女孩因为想生两个孩子，所以在生完第一个，准备要第二个之前就非常放松，觉得反正还会再胖。我觉得，我们不能因为这个理由就放松自己，而是要一直坚持运动，保持好身材。

Q： **想要身材紧致你会怎么做？**

A： 快走和练器械。快走时将跑步机速度调到 5.5 左右，手臂要充分摆起来，然后爬坡，逐渐提高坡度，坚持 40 分钟以上才能达到燃脂效果。爬坡和爬楼梯都是非常好的提臀方法，这可是我多年坚持的感受！

Q： **减肚子的动作你有什么好的建议吗？**

A： 减肚子其实有几十种动作，最简单的一种就是坐在椅子上，抬起双腿，在身体两侧来回摆动，做几下你就会有感觉，也能练到侧腰！

Q： **大臂松也是很常见的问题，你会怎么练？**

A： 我最喜欢用健身带练手臂，就是有弹性、1 米长的那种。可以将健身带压在脚下或臀部下面，手臂举过头顶，然后向后屈肘，这个练习用来减手臂后侧的赘肉效果棒极了！

产后康复大师支着整骨
——和张晓东博士聊瘦骨盆

产后半年，我连最合身的那件连身裙都狠命裹进去了，可是没有一条牛仔裤可以穿得进去，为什么？到底是为什么？腰已经回到2尺（约66.6厘米），可是大腿外侧、后侧、胯骨怎么也瘦不下去。在我几近崩溃之时，张博士像一根救命稻草一样，出现在我眼前。

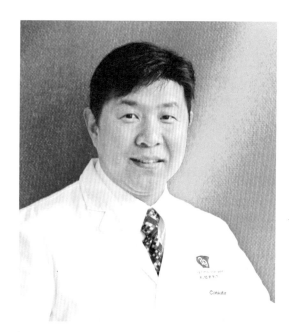

| 张晓东　博士

Q : **为什么产后我的胯变大了那么多？**

A : 怀孕期间，因为胎儿的缘故，整个骨盆外围，包括前面、两侧、后面，会变宽 3~4 厘米，再加上增加的脂肪，围度增加 7~8 厘米是非常有可能的，这个部位比腰和胸更难瘦，所以就算过了大半年，胯骨和产前可能还有 4~5 厘米的差距。

Q : **那我的胯还有可能瘦回去吗？**

A : 很多医生都主张生完孩子后绑腹带，主要是固定你的骨盆，一方面收胯，一方面防止错位。

就算不做人为的干预，胯也会收回一些，但是容易出现一些问题，例如骨盆的错位，今后还可能出现疼痛。如果去做专业的骨盆复位，骨盆回缩 2~3 厘米是没有问题的。

Q : **缩骨盆治疗疼吗？**

A : 不疼，因为它只是回到它应该在的位置。整个矫正的过程中，你能听到骨骼发出像手捏雪球的那种声音，咔吧咔吧的。如果不是特别严重的话，矫正 2~3 次就可以让骨盆复位。

Q： 除了正骨缩骨盆的手法，还有什么瘦身方法？

A： 刚刚生完孩子，人会胖胖的。第一步，我们会将胶原蛋白的乳剂导入到筋膜层，让人先紧致起来。第二步，解决水肿的问题。其实很多美容院的减肥项目都是在解决这个层面的问题，汗蒸、按摩都是，但是过度排水会大大伤阴，让人体内的津液变少，引起眼睛干涩、口干。所以我们不宜大量排水，应该疏通淋巴水道，自然地排水。第三步，我们通过揉肚子疏通淋巴。这个时候还不去动脂肪，因为母乳喂养会自然地代谢掉大量脂肪。第四步，我们会通过理疗导入燃脂酶，去溶解掉你身体里多余的脂肪。

Q： 溶脂酶的原理是什么？

A： 溶脂酶可以加速脂肪的分解，帮助脂肪变成水、甘油和脂肪酸。脂肪只有转化成脂肪酸才有可能通过肠道被彻底代谢掉。导入溶脂酶后，客人们当时不会有明显的感觉，但是3天后会觉得明显瘦了。溶脂酶对于皮下脂肪效果较好，对于内脏脂肪基本无效。

听明星教练答疑瘦身

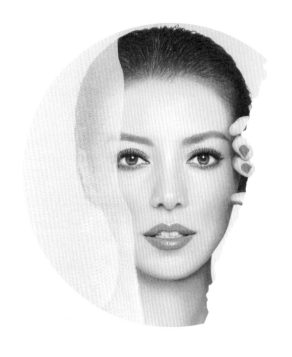

产后护肤

熟龄美不是白、瘦、V 字脸，
而是饱满、红润、有光泽

作为一个大言不惭的资深美女，我可以帮大家总结出"熟龄美"最重要的三个关键词，不好意思，并不是"白、瘦、V 字脸"，而是——饱满、红润、有光泽。

这绝不是广告词，而是我与多位专家和"长线美女"一同潜心总结出来的真理。先说第一条，饱满。这一条我有切身体会，以前执迷于纤瘦的身材外加上镜的巴掌小脸，对于各种减肥餐和 Botox 瘦脸针都欲罢不能，虽保持了瘦，却流失了饱满和滋润度。瘦下来的直接悲剧就是干涩、松弛与衰老，肌肉没了，就没了支撑，脂肪没了，就没了容量，你的整个面颊会显得愈发塌陷，法令纹和嘴两边的木偶纹也会更加明显。相机与镜头是最不会说谎的，现在我回首再看那时候的照片，V 脸和大眼的确熠熠生辉，但是凹陷的腮部也难以掩饰。

所以一味地追求瘦并不是最聪明的选择，不要盲目地去减肥，在保持正常体重的同时努力维持少女般的娇容才是熟龄美女的功课。

再来看第二条——红润。因为常年只吃白肉、蔬菜，所以我在孕期经历了长达 6 个月的缺铁性贫血危机，补充了大量的铁片、红肉（牛肉、猪肉、羊肉含大量血红蛋白）、优质蛋白才算追回了及格线。没有血色，何谈健康和年轻？红润不是靠一抹腮红画出来的，也不是早上猛搓按摩就能保持一整天的，真正的红润是你的肤色中自然透出来的，无法伪装。

第三，有光泽。压力大、抽烟、焦虑、吃甜食太多都会让你的肌肤变暗淡，但是还有一点更重要，那就是肌肤的饱满度。只有肌肤饱满，光线才不会在肌肤表面发生太多次的反射，而是直接反射回来。如果皮肤表面塌陷太多，外在光源都会被淹没在沟沟坎坎中，任凭你扫多少层高光也是白搭。

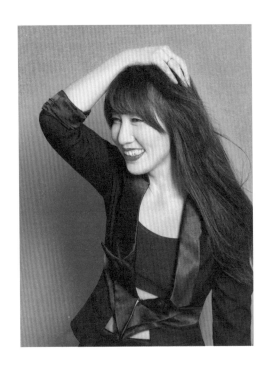

好皮肤的头等机密
——清洁

人体皮肤表面呈现弱酸性，也就是说，弱酸性就是我们的肌肤吸收营养的最佳状态。小时候我们用的香皂 pH 大于 7，是弱碱性的，所以香皂不适合用来洗脸，而且长期使用还会破坏皮肤屏障的功能。

那么有小伙伴问了，为什么妈妈一直用香皂，皮肤却没有变差呢？因为那个时代的香皂和现在的比起来，脱脂力、去污力都会差很多，对皮肤的伤害也就小一点。一款好的洗面奶的关键在于，用它洗完脸之后，皮肤是洁净的，而且不会有紧绷、刺痛、干燥的感觉。

那么新问题来了，怎么去角质呢？角质就是所谓的死皮，过厚的角质会让我们脸色晦暗、肤色不均、不通透、没有光彩。适当地去角质就可以改善这些问题。那么到底是用磨砂洗面奶好，还是用水杨酸、果酸之类的化学性去角质产品好呢？

磨砂产品千万不能多用，而且它适合角质层比较厚，就是肉眼看不到红血丝、看不到血管的那种厚皮。如果你只是觉得 T 区暗沉，就局部使用。

另外，如果你的皮脂分泌量大，来不及排掉就会堵在毛囊口，形成"白头"或"黑头"，这个时候需要用一些含水杨酸成分的洗面奶、化妆水来疏通毛囊，再配合维生素 A 酸等产品促进皮脂代谢。

　　清洁是一项看似无比简单实际上无比复杂的工程，说实话我很多年都没有做好，直到我开始做美容编辑才逐渐摸到门道。关于清洁，有这样几个原则：

1. 泡沫越低的洁面产品敏感度越低，如果你肌肤敏感，尽量选择低泡或无泡型的洗面奶。

2. 选择表面活性剂为氨基酸的洗面奶，可以减少对肌肤的刺激感。

3. 清洁绝不能指望洗脸就全部搞定，去角质、深层清洁、畅通毛孔的工作都要配套。

4. 每周去一次角质。皮肤角质层比较厚的可以用物理性颗粒的磨砂膏，颗粒越小越好，皮肤薄就将深层清洁面膜和去角质合二为一。含水杨酸和果酸的洗脸奶和化妆水都可以疏通毛孔，毛孔通畅了才能真正清洁皮肤。

5. 想要提亮肌肤，可在超市买一瓶浓缩的柠檬汁，和洗面奶混合在一起，这样不会太刺激，还能温和地帮你更新角质，坚持下来有亮肤嫩肤的效果。记得要晚上使用。

6. 高岭土清洁面膜目前还是主流，贝佳斯的蓝泥、绿泥，Kielh's（科颜氏）的白泥都是口碑非常好的产品。

7. 高端的美容医院目前有一种充氧的护肤项目，能帮你深层清洁肌肤，每个月可以做一次。这个项目是用很细的高压水枪把生理盐水均匀地喷在肌肤表面，借助一定的力量和超细的水雾达到清洁目的，清洁之后的保湿非常重要。

8. 如果已经有毛孔的烦恼，单靠深层清洁也是杯水车薪，需要求助医美手段，光子嫩肤、点阵激光都有一定的缩小毛孔的作用。

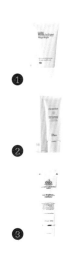

好物推荐

❶ 悦木之源（Origins）韦博士澄白焕采洁面乳

❷ 迪奥（Dior）雪晶灵透白亮采洁面泡沫

❸ 科颜氏（Kiehl's）集焕白亮肤磨砂乳

❹ 贝佳斯矿物营养泥浆膜

❺ 艾思诺娜焕润洁面皂

一辈子都不能忽视的护肤功课
——保湿

如果你很不幸，和我一样属于角质层很薄，留不住水分的那一类，没有别的选择，我只有四个字告诉你——勤能补拙！

首先，要保护你的角质层。不能过度清洁，因为洗的都是角质层，越过分清洁它就越脆弱。要选择温和的低泡或无泡洗面奶，深层清洁面膜使用不要过勤，如果你觉得有局部的痘印或毛孔粗大问题，可以局部涂抹。

其次，锻炼你的角质层。就像健身可以增加体能一样，你要让你的角质层免疫力提高，变得强韧起来，比如可以增加按摩、拍打的动作，用冷热水交替冲洗，让角质层对于环境刺激能更有防御力。还可以口服一些胶原蛋白产品和葡萄籽、蔓越莓、番茄红素等保健品，提高肌肤的免疫力和抗氧化能力。

第三，吸收力强的产品才是你的菜。比如化妆水要轻薄好吸收，有修复角质的功能最好。那些很黏稠的高机能水也许并不适合你，吸收好的保湿精华是你的常年必备，乳液也要分子够小，渗透快，最后一步锁水的面霜一样不能忽视。

第四，定时"加餐"必不可少。面膜等密集护理非常重要，可以在早上敷一个保湿面膜，长期坚持。有集中保湿修护作用的产品，例如雅诗兰黛的 ANR 精华、修丽可维生素 B_5 保湿凝胶、黛珂的保湿美容液、香奈儿润泽滋养面膜、植村秀的海洋水保湿精华都非常靠谱，可以将它们厚厚涂上一层，再敷上纸面膜。我的同事还曾建议在外面再敷一层凝胶状保湿面膜给肌肤加压，手里拿一瓶保湿喷雾，确保半小时内肌肤都被水分包围，在这种压力下，肌肤的饱满程度将大大增强。

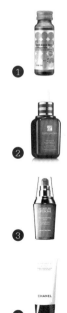

好物推荐

❶ 自然美胶原蛋白（莓果口味）

❷ 雅诗兰黛特润修护肌透精华露（第六代小棕瓶）

❸ 黛珂（COSME DECORTE）保湿美容液

❹ 香奈儿润泽活力面膜

致我们终将逝去的胶原蛋白

王菲在微博上的一张图、一句话不知引起了多少人的忆往昔加狂感慨。是的,青春不再,但是青春的心依旧在,而且知其然也要知其所以然,我即刻请来专家详解关于青春的胶原蛋白到底牛在哪里,流失了,我们到底该如何追回来?

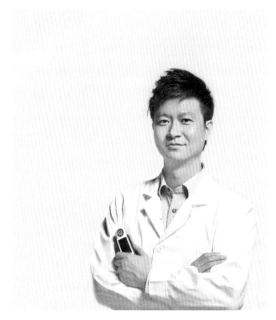

| 龚奕 北京服装学院化妆品研究专业博士生导师

Q: **我们为什么要补充胶原蛋白?**

A: 皮肤中胶原蛋白的含量就是判断皮肤是否老化的指标! 70 岁时皮肤的胶原蛋白含量比 20 岁时会减少 60% 以上,皮肤真皮层的厚度也会降低 25%~30%。可以说,皮肤衰老的过程,就是胶原蛋白流失的过程。胶原蛋白的流失不仅表现在肌肤失去弹性上,也会表现为身体的灵活性降低,肌肉容易酸痛粘连,因为胶原蛋白还是身体很好的润滑剂。如果人为地补充皮肤所需的胶原蛋白,就可以有效地减缓皮肤的衰老,使皮肤维持在一个比较年轻的状态。

Q: **口服胶原蛋白类产品是如何被身体吸收的?**

A: 口服的胶原蛋白会在人体内发生酶解反应,逐步水解成多肽、三肽、二肽,直至游离氨基酸,逐级被人体吸收。应该说,口服胶原蛋白产品的吸收程度与胶原蛋白的水溶性有关,而胶原蛋白分子量越低,水溶性也就越好。

Q: **如何分辨哪些胶原蛋白产品更易吸收?**

A: 判断产品是否能被吸收要看产品中胶原蛋白的分子量。临床研究表明,分子量小于 1000 道尔顿的胶原蛋白吸收利用率可达 90% 以上。(道尔顿是表示物质分子量大小的单位,类似我们表示物体的质量,一般用千克,但是表示钻石的大小,就说是多少克拉。)一般来说,没有加工处理的原始动物皮中的胶原蛋白的分子量很大，基本在 5000 道尔顿左右，而通常食物中的胶原蛋白如果超过 3000 道尔顿就不太容易被人体吸收了。化妆品中添加的胶原蛋白要求更高，因为分子量高于 500 道尔顿就属于皮肤难以吸收的大分子。所以在选择和购买胶原蛋白产品时，应该尽量选择分子量较小的产品。

Q： **但是市面上的产品并不会明确标出分子量大小，怎么办？**

A： 是的，这就是市场不规范的表现，通常商家只标注 8000、10000 这样的数值，这个实际上是胶原蛋白肽的含量，不是分子量大小。要检测分子量大小，有两种方法。对于胶原蛋白粉，只要比较不同产品在温度相同的水中的溶解速度和程度就可以知道哪一种溶性好、分子小。如果是口服液，就在太阳下暴晒 10 分钟，沉淀出的固体物质多就说明分子量小。这也是大家 DIY 测试的简单方法。

Q： **那么柜台的销售人员会回答有关分子量大小的问题吗？**

A： 专业的销售人员会的，如果他含糊其词或者不知道这个问题，就要质疑了。

Q：　**那口服胶原蛋白我们选择多少道尔顿的最好呢?**

A：　口服胶原蛋白的分子量在 500~1000 道尔顿之间最好，这个
分子量范围的胶原蛋白活性最强，饮用后吸收效果也是最好
的。胶原蛋白分子量太大不易被人体吸收，但分子量太小，
游离氨基酸占的比例太大也不是最理想的产品。

Q：　**如果服用了很多胶原蛋白片或口服液，都没什么变化怎么办?**

A：　胶原蛋白产品是一种保健品，依据个人体质，至少要服用半
年到一年才会有明显的改善。而且胶原蛋白作为人体的重要
组成成分，改善皮肤状况只是它作用的一个方面，它还具有
改善人体生理机能和记忆力等功效。刚开始服用胶原蛋白，
即使皮肤状况没有得到很大改善，身体其他方面也一定会从
中受益。另外，皮肤的代谢需要一个比较长的周期，而且我
们需要清楚，皮肤经过一次完整的代谢不可能有巨大的改观，
要经过较长时间的积累，才能慢慢地改善。所以，希望消费
者能够坚持服用胶原蛋白产品。

Q：　**什么原料中提取的胶原蛋白最好?**

A：　深海鱼皮提取的胶原蛋白最好，其次是淡水鱼皮，再次才是
驴皮，最后是猪皮、牛皮。

Q： **胶原蛋白口服液的口感我们该如何评价？**

A： 建议大家选择纯胶原蛋白，根据喜好可以添加在自己喜欢的饮料、果汁、豆浆、蜂蜜、酸奶等产品里一起服用。

Q： **胶原蛋白口服液、片剂、胶囊哪种好呢？**

A： 这只是个产品形态的问题，不同的产品类型满足不同消费人群的喜好和需求，根据自己的喜好选择相应的产品形式就好。胶原蛋白每日服用量要足够（每天摄入量最大不超过 10 克）才可以起到相应的作用，而粉剂纯度相对较高，因此选择粉剂的比较适宜。但"口服液容易吸收"是商家杜撰出来的无稽之谈，吸收效果与分子量有关系，与剂型无关。

好物推荐

❶ 兰芝（LANEIGE）果味饮料（含胶原蛋白）

❷ 自然美胶原蛋白（莓果口味）

和美魔女学精细化护肤

有一些词是可以为女人打鸡血的，比如"不老神话"，比如"性感女神"，还有最近的"美魔女"，因为它说明，姐姐们不仅有市场，更有说服力！

大家都爱美魔女

百度"美魔女"这个词，可以得到 1100 多万个结果，"百度百科"对它的解释是：网络流行语，专指 40 岁左右，但坚持健身、保养，保持青春靓丽的职场女性。

日本第一届美魔女大赛的冠军水谷雅子被称为"不老仙妻"，目前拥有 44 万多的百度搜索结果，她 49 岁，是两个孩子的母亲。她的护肤方法目前在网上流传，基本可以总结为几个关键点：

○ 防晒。只要出门，帽子、太阳镜、遮阳伞、防晒长手套一个都不能少。

○ 海量保湿。每天早晚抹上保湿水，轻拍 1 小时，每个月用 4 瓶保湿水。

○ 洗脸水温有讲究。洗脸水温控制在 32℃，接近身体的温度，太热伤害肌肤，太凉不利于护肤品吸收。

○ 按时补水。早上、下午 1 点、睡前都要大量补水。

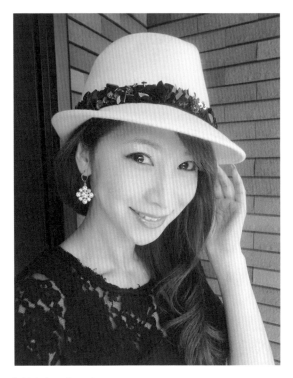

| 美魔女：水谷雅子

　　而第二届美魔女冠军山田佳子也同样拥有超童颜的外表，她是一家模特公司的CEO（首席执行官），工作超忙碌，不是全职主妇，但同样青春娇嫩，根本看不出年龄。

　　说了这么多，其实核心只有一句话：我们再也不用怕老了！但是，成为美魔女并不是像天上掉馅饼似的，一分付出才有一分收获：

○ 减重才能减龄。仔细看，没有一个美魔女的身材是臃肿的。随着年龄增长，我们的代谢力飞速下降，运动直接带给我们红润发光的好气色和充沛的体能，所以我们更不能以压力大、工作忙为借口而放弃运动。爱自己一点，再忙也要挤出时间做运动。

○ 头发护理不能松懈。先看看你妈妈的发量吧，如果她脱发严重，那么你 80% 是要遗传的，所以从 30 岁、特别是产后就立刻开始毛囊护理吧。找到专业的护理机构做护理，保持毛囊的清洁和活力。另外吹风、造型、染发过多都会伤害你的毛囊，所以不妨准备几顶时尚的假发。记得所有的假发套使用前都要带到专业的发型沙龙，戴上后请造型师修剪。

○ 嘴部的保养重点。鱼尾纹、眼底纹、法令纹都没有嘴唇两边纵向的木偶纹来得可怕，因为它意味着你的皮肤真的开始松弛了。为了让它尽量迟一些到来，一定要注意在涂抹面霜的时候着重提拉按摩这里，还可以借助医学美容例如埋线、液态电波拉皮（Sculptra）、保妥适（Botox）注射来提升这里。另外，开始注重唇部去角质和做唇膜，因为饱满娇嫩的双唇才是年轻的标志。

○ 口服产品提上日程。记得 Samantha（萨曼莎）在《欲望都市 2》里面大把吞药丸的桥段吗？没什么好大惊小怪的，从 30 岁之后，你务必要学会口服保养品的系统知识，把抗氧化、养颜的胶囊和化妆品一同打包在出差的旅行箱中。维生素 C 是水溶的，能帮你美白，服用的量可以稍大一些；维生素 E 是油溶的，不要服用太多。抗氧化的葡萄籽、蓝莓、蔓越莓、辅醇 Q10 等药丸挑选一样每天服用。

○ 内分泌失调不可小视。年轻女孩可能不懂你的痛，从 40 岁开始，女人正式进入更年期的预备阶段，雌性激素的分泌迅速减少，所以很容易疲惫、心慌，月经量开始明显减少。这个时候你就需要求助中医，认真调理，保养你美丽的核心——卵巢。

○ 细节定成败。颈部、指甲、手部、足部护理这些细节做得好，可以格外加分。一旦忽视这些部位，立刻暴露你的年龄。

○ 要骄傲，美胸不可少。想秀出比基尼下的好身材，那么挺立、丰满的胸部就是你的美丽武器。除每日涂抹居家丰胸产品外，可以借助美容院高科技的仪器疏通胸腺，利用健身房的器材锻炼胸大肌。

有超多功课要做，没错，但是我每一天都在做，所以我相信你也一样可以做得到。我们每一分每一秒的努力都是在积累美丽的正能量，等到有一天同龄的同学、同事都花容失色时，这一切努力的兑现就是最好的回报。

为了一毫米努力一辈子——
三位医美达人好友的吐血心得

这三位医美达人无一不是对美执着到死的美魔男、美魔女，他们都在各自的微博、微信上影响着大批粉丝。这一次，我把他们请来，请他们即刻道出对于医美的最真实心态。

喵爷吴淼：就为了那几毫米的改变

差之毫厘，失之千里。有时候这句话用来形容脸真的是一点不过分。现在，五官的改变也许仅仅是几毫米的小动作，就可以让人有眼前一亮的变化，那种满脸的陈旧挥之即去。

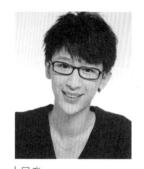

| 吴淼

前段时间我发了条关于整容的微博，大致说的就是为了几毫米而动刀动枪地改变真的值得吗？在我这里答案是肯定的。

几年前，一提到"整容"，我们脑海中立即会闪现的画面不外乎血肉模糊的手术台、从头到脚包裹的白纱布以及判若两人的手术前后对比效果图。然而，随着美容科技的发展，创口小、操作时间短、恢复迅速而且价格相对亲和的各种小型医学美容手术成了当今的主流，加之明星们的推波助澜，越来越多的人都愿意躺在美容手术台上，花个十来分钟，接受一次小小的改变。

毛毛迅：微整帮你每年节约 700 小时

　　在这个美妆业非常发达的时代，简单、高效才是我的选择标准。我经常建议商务人士，与其涂涂抹抹不擅长地护肤，不如大胆选择微整。

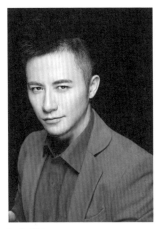

| 毛毛迅

　　我是第一个在新浪微博分享早晚瘦脸操的博主，虽然万名网友证实有效，但有时候麻烦得连我自己都坚持不下去。直到近年，日用护肤品的新趋势——模拟微整出现，我因为对瘦脸的坚持，成为美国品牌彼得罗夫小脸精华的第一位中国代言人，这类模拟微整的产品帮我这样的男性节约了很多时间。我是一位男性，爱美诉求很简单，但如果我是一位女性，我一定会尝试更多。

　　聪明的女生根本就无须考虑该不该微整。这是一个效率优先的时代，而全球美妆趋势都在呼唤裸妆最美。试想一下：你每天化精致的裸妆需要 1 小时，加上各种补妆、卸妆的时间，又要 1 小时，每天 2 小时，一年就是 700 多小时。如果你接受面部点阵玻尿酸补水注射，加两三次激光美肤，耗时总共不过 5 小时，而你每天只需要花 10 分钟涂点 CC 霜就可以完美出门，节约的 700 多小时去享受假期多好！更何况男生们也更希望你卸完妆后差别不要太大。

小乔：大大方方晒医美

在很多明星名媛打死不承认整过容、隆过胸、抽过脂的今天，我每次手术必现场微博微信直播，还时常隔三岔五地来和大家普及整形知识。

别人经常问，你怎么敢放这些照片出来啊？为什么不？我就是做美容这行的，自己不尝试如何向别人推荐？自己偷偷摸摸做了不分享，怎么能让大家分辨真假优劣？

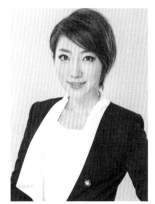

很多人觉得整形难以启齿，这还是观念问题。有人觉得"身体发肤，受之父母"，不应轻易变动；还有人觉得依靠这种后天的改动，胜之不武。

| 小乔

我觉得有这种想法的人是没有体验过变得更美之后能够享受到的好处。100％天然又完美的事物人间难觅，为什么不享受先进医学技术给自己带来的美丽改变？就好像高考数学都能用计算器了，你还一定要用笔算，那我也不拦着你，但是我自己用计算器去了。

但我一直认为，并不是变美就一劳永逸了。人们对于美女会更为苛求，所以如果你不注重内在修养，灵魂跟不上外表变美的节奏，那么只会跌入另一个不幸的深渊。

六大快速医美助力恢复少女肌

为了帮各位辣妈快速恢复，我从首尔、北京、台北三地筛选出最热门的快速医美项目，经过各位美容编辑同事亲身体验，给你最可信的变美结果！

白雪公主套餐——全脸嫩肤一步到位

"白雪公主"是将激光与自身血液 PRP（富血小板血浆）注射同时进行的复合治疗。激光可以刺激胶原蛋白再生和细胞重塑，改善色斑和肤质。PRP 中强大的生长因子，可促使组织再生，对凹陷性疤痕、组织缺失有特殊功效。

套餐既有侵袭性治疗的快速显效，又有非侵袭性治疗恢复时间短的优点，可以达到全面换肤的目的。

是否需要麻醉：需要

疼痛度：☆ ☆

价格：￥16000

持续时间：6 个月

水光注射——再现韩剧女主角的好肌肤

将 PRP 与小分子玻尿酸结合在一起注射在表皮，可以让皮肤的抓水能力大大增强，有效抑制皮脂分泌，祛除黑头、白头，改善油性皮肤，让肌肤洁净通透；同时能修复原本的痘印痘坑，使皮肤变得饱满、水润，如果有美白需求，也可加入美白药剂。注射后搭配一次激光治疗，效果更强。

是否需要麻醉：抹表皮麻醉膏

疼痛度：☆ ☆ ☆ ☆

价格：￥19800/ 疗程

持续时间：6 个月

M22 嫩肤仪—— 一点也不痛的光子嫩肤

M22 嫩肤实际上就是一种最先进的脉冲强光治疗。它完全无损伤，可以安全地淡化皮肤的晒斑、色素沉着，治疗鼻翼两侧的红血丝，缩小 T 区毛孔，消除细小皱纹，但是对于很严重的太田痣或深层皱纹效果并不明显。要保证最好的效果，提醒你治疗后务必大量补水并严格防晒，否则功亏一篑！

是否需要麻醉：不需要

疼痛度： ☆

价格： ￥4000/ 次

持续时间：2 个月

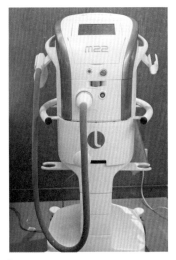

| M22 光子嫩肤仪

3 Deep——温和射频抗衰老

做这个项目基本不疼，它对眼周、双颊、颈部、腹部等部位初现的皱纹和松弛有着很好的逆转效果，还可以修复产后妊娠纹，而且它不会影响肉毒素注射治疗的效果哦。这种治疗需要多次才能巩固效果，1个月可以做1次。

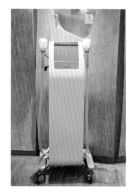

| 3Deep 温和射频仪

是否需要麻醉：不需要

疼痛度： ☆

价格： ￥18000/10次（身体），￥60000/10次（面部）

持续时间：1年

王者风范——一次顶三次的智能光疗

这款来自领先光电品牌科医人（Lumenis）的第四代光子嫩肤系统，能破坏黑色素以及导致血管性疾病的血红蛋白，同时促进新的胶原细胞形成，实现高效的祛斑、修复疤痕、美白、嫩肤等效果，成为靶向美肤的集大成者。

是否需要麻醉：不需要

疼痛度： ☆

价格： ￥8800/5次（1个疗程）

持续时间：2个月左右

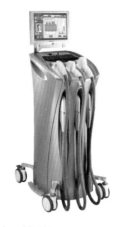
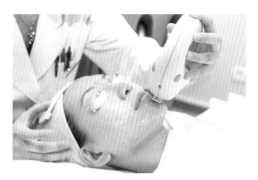

| 王者风范

PDO 埋线（蛋白埋线）——立刻年轻 10 岁的神奇提升术

这个项目主要依靠注射针头，将特殊的 PDO 线材植入面部，将面部松弛的皮肤组织、皮下组织、肌肉组织多层次拉紧，在皮下形成支撑力，建立完整的纵横交错的网，可呈现雕塑拉提的完美效果。

是否需要麻醉：睡眠麻醉

疼痛度： ☆ ☆ ☆

价格：￥75000/ 全脸， ￥35000/ 局部

持续时间：8 个月左右

特别叮嘱：面部埋线提升术使用的 PDO 线是一种可以被皮肤吸收的医疗用蛋白线，心脏手术中使用的就是这种线。它安全无害，6 个月以内可自然融化消失。

热玛吉——最痛也最爱的紧肤疗程

有一天晚上我兴冲冲地跟我老公说："这期杂志我要做一个'让女人变女神'的大专辑，牛大了！"老公没有抬眼就说："你每期不是都在做这个嘛！"这让我回想起主编总结的超经典的女人梦想——年轻、漂亮、瘦！是的，我们就是干这个的，给灰头土脸的你、失恋的你、一脸压力痘的你玩命打鸡血，告诉你，还有很多神奇的方法我们尚未尝试，而这一次，它真的可以创造奇迹。

这是我第二次做热玛吉（Thermage），三年前，当它以无比昂贵的价格高傲地进入中国时，我就荣幸地做了体验。做完后一个月的时间里，很多同事都觉得我的脸变得饱满、紧致了许多，最难改善的法令纹也变浅了。这一次，第二代热玛吉又以更加人性化的姿态撩拨着我的心灵。尽管才打了瘦脸针没多久，尽管我本来想从温和的光子和电波拉皮开始，循序渐进地治疗我的脸，但我还是没有抗拒住它的诱惑。

卓彦诊所的赵琼医生告诉我，以往的微整形都是靠外力来干预，比如保妥适抑制动态纹，玻尿酸、胶原蛋白填充静态纹，热玛吉却可以让你的肌肤深层自发生成胶原蛋白。它靠深层的电波和热量刺激肌肤，可以让肌肤在治疗后的 1 个月到 1 年时间里愈发饱满和紧致。

好吧，下面我就揭开它神秘的面纱，为你一点一点讲述它的神奇。

治疗的过程复杂吗？

非常复杂，我给大家总结为 7 个步骤。

1. 表皮麻醉。痛感强的人需要麻醉 1 个小时左右，有些人对麻醉剂过敏，治疗后出现长包、痒的情况都属于正常，10 天左右就可以完全消除。

2. 注射麻醉。医生在我的脸颊、额头、下颌缘共注射了 8 针麻药，这样可以在治疗时把频率调高一些，效果更好。打麻药说良心话还是挺疼的，推药的时候痛感最明显，注射后，会感觉脸非常木，嘴有种肿起来变成香肠嘴的感觉，很奇怪。不过，全部治疗结束后，这些异样感都会同时消失。

3. 在脸上涂墨画格。因为热玛吉每次治疗都要打 900 发，每一发都要打在网格交汇处。（我做第一代的时候是 600 发，现在的加强版会让效果更好。）

4. 选择治疗的位置。如果你的轮廓线比较松弛，就着重做这个部位；如果法令纹深，也可以在那里加强。这些都要提前和医生沟通好。但是每一个部位打的次数越多痛感就越强，需要忍耐一下哦。

5. 开始治疗。怎么说呢？如果做过光子嫩肤，那么它们带来的感觉类似，只是热玛吉的热感更明显，有种灼烧感，让你不自觉地想躲开，但是医生会提醒不要躲，因为治疗头与肌肤接触不好的时候更容易产生灼伤。我选择的治疗频率是 3.5，痛感不明显的人可以选到 5 或 6，不过医生也和我解释，不是越高就一定效果越好，要根据个人肌肤的感应力而定。

6. 分区域治疗。每个部位要打 10 发左右，医生会一个区域一个区域
   轮换着打，这样不会让局部过分灼热。因为发射同时伴有震动，
   所以打到眼下时很不舒服，我要求医生关掉了震动，才能忍受。

7. 清洗网格。用卸妆油把面部全部油墨清洗干净，如果有残余当天
   也不要再洗脸了，第二天再清洗。

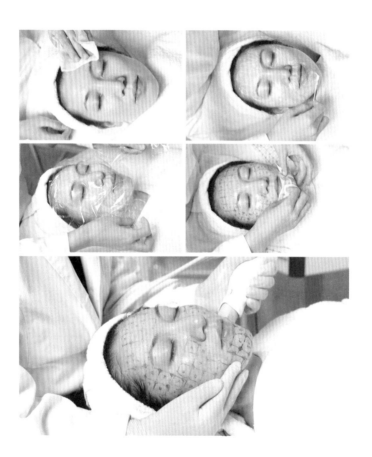

治疗后需要注意什么?

首先,当天不能用太凉的水洗脸,之后3天内不能蒸桑拿、游泳。

其次,要格外加强补水和防晒。每天敷保湿面膜。

还可以适当补充胶原蛋白,口服的营养液、猪蹄、鸡脚、花胶都可以多吃一些,以满足身体产生更多胶原蛋白的需求。不要用太刺激的护肤品,温和保湿即可。

治疗的效果怎样?

我必须承认,做到一半医生让我比对镜子里的两边脸时,除了微微发红的颜色以外,我的确看到了一张非常不对称的脸。治疗的一边要整体高出2厘米的样子。

一个月以后效果开始明显显现,所以治疗后也不要太着急,要耐心等待新生的胶原蛋白产生。

体验地点:卓彦美容诊所

参考价格:30000元

美白高科技

激光 + 射频 + 水光针 ,1+1+1>3

前阵子，公司的资深美容编辑靓靓去希腊度蜜月后，顶着满脸的斑回来了，颧骨、鼻梁尤甚。于是，她成天在办公室里嚷嚷："我要祛斑！我要美白！"

刚好卓彦诊所有一个新项目叫"5D 珍珠肌"，她觉得光听名字就挺适合她的，立马决定去试试。通过医生的仔细诊断与分析，靓靓选择了三个项目组合的解决方案：M22 激光祛斑 +3Deep 射频提升 + 水光注射。整个疗程至少需要治疗 3 次，每隔 3 个星期一次。

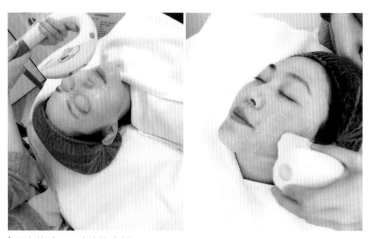

| 同事体验 5D 珍珠肌疗程

下面是她给我们带来的反馈。

第一周：这一周我先做了前两个光电类项目。M22 激光祛斑和一般的光子嫩肤感受差不多，不痛，做完皮肤也不红，而且不像以往的光子嫩肤做完后雀斑位置会出现结痂，这个还好。3 天后，明显感觉斑点似乎变浅了。而射频仪器通过对肌肤深层加热达到收紧作用，做完的一边明显比另一边收紧许多。因为做完射频皮肤底层是受热状态，医生嘱咐我，3 天内不能做面膜，近期不能用美白产品。于是我搬出家里所有保湿修复类的产品，进行了一次集中补水修复大作战。

第二周：怀着激动的心情来做传说中一次胜过敷 1000 片面膜的水光针。这个可比激光祛斑要疼很多，打之前要先敷麻药的。注射器比较特殊，上面有多个极细的针孔，每打一下会产生负压，把皮肤吸住，直接将透明质酸注射进真皮层。皮肤能感觉"噗"的一下有液体射进。透明质酸你们都懂的，对于皮肤保湿具有重要意义。全脸打完数不清有多少个针眼，有的针眼微微有点渗血也是正常现象。可能我痛点比较低，刚做完时也没注意效果，只顾着脸上渗血的针眼了。

第三周：一周之后，水光针留下的针眼早就不见了，明显能感觉出皮肤变得很亮，就是韩剧女主角那种感觉，应该是因为皮肤变得水润了，所以看起来透明度更高。因为只打了一次激光，雀斑淡化的情况肉眼看还不是太明显，但是之前有两处顽固痘印确实淡了好多。

当然，通过医美手段快速美白之后，更要注意少吃"感光食物"。感光食物通常含有较多的铜元素，摄入后会导致黑色素过度生成。铜元素含量排名靠前的食物有牡蛎、鸭肝、香菜、红豆等。如果你长期大量吃这些食物，就要小心做的美白功课打水漂。含有维生素 C 的瓜果能够帮助美白，比如奇异果、西红柿等，坚持服用含有谷胱甘肽等成分的美白药丸也是有效果的。

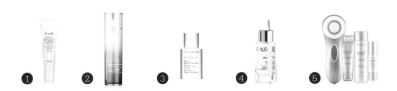

好物推荐

❶ 馥蕾诗（fresh）牡丹亮白防晒隔离乳 SPF30+ PA++

❷ 水芝澳海洋亮白防护乳 SPF30

❸ 娇韵诗清透美白防晒乳 SPF30+ PA+++

❹ 欧缇丽（Caudalie）臻美亮白精华液

❺ 科莱丽（Clarisonic）动力焕白套装

最适合产后黄脸婆的两大项目亲体验

还我小嫩脸——水光注射亲体验

○ 项目专业名称：PRP 微针注射 + 光子嫩肤组合

○ 体验感受：

做完这个疗程真的会有敢素颜的自信。即使注射过程会痛到想尖叫，我也心甘情愿为这惊人的效果再痛一次。

○ 体验过程：

注射前 40 分钟，美容师会先抽取 3 管我的静脉血液，用仪器将血清分离出来，再加入小分子玻尿酸和美白成分，制成用于微针注射的针剂。然后，美容师给我的全脸敷上麻药，需敷足 40 分钟，才能有效缓解注射中的疼痛。

○ 注射过程：

可以选择仪器注射或者人手注射，仪器注射比较快，但是扎到血管引起轻微出血的概率较高。所以医生还是建议我选择人手注射，可以有效避开血管，就是注射时间比较久，因为要一针一针地通过点阵方式将针剂注射到真皮层。整脸针眼儿的分布大概是额头十几针，两颊各二三十针。前几针几乎没有痛感，可是随着不间断地入针，像我这样不怕痛的人到最后几针时，眼泪也控制不住了。

注射后 24 小时：注射完皮肤会留下密密麻麻的针眼，有个别位置会有轻微的出血，但不至于破损、结痂。为了避免针眼感染，医生还是建议 24 小时内不要洗脸。

注射后一周：这一周内，脸上的针眼和血点会慢慢消失。因为注射了玻尿酸，肌肤的抓水能力会变得特别强，每天敷一片保湿面膜，效果尤其惊艳，能感觉皮肤一整天都水水的。面部皮肤好像剥了壳的鸡蛋般饱满，真的会散发韩剧女主角般的水光。所有看见我的人都说我看起来气色很好，脸色明亮了许多。

注射后一个月：大概一个月以后，我明显发现新生成的痘印已经基本隐形，皮肤变得光滑水润。这时可以再进行套餐里的另一项目——光子嫩肤来巩固亮白效果。

○ 加分点：

见效快速，恢复期只要 2~3 天，肌肤整体变得水润、饱满，敏感肌肤也适用。

○ 减分点：

一次治疗的最佳效果通常只能维持 1~2 个月，要长期保持效果需要多次治疗。

○ 哪里找到它：

北京艾玛整形

地址：北京市朝阳区建外 SOHO 西区 12 号楼底商

电话：400-6636-111

参考价格：￥19800/ 次

Ulthera（超声刀）提拉术亲体验

○ 项目专业名称：超声波热能紧颜术

○ 体验感受：

30 岁后感觉脸部开始明显松弛下垂，上眼皮盖住了原本很大的双眼皮，明明不胖却似乎有双下巴的嫌疑。普通的物理按摩提升虽然有即时效果，但睡一觉一切打回原形。所以利用去韩国出差的机会，我第一时间体验了业界评价超好的神奇提拉术——Ulthera（超声刀）。

○ 体验过程：

医生告诉我，Ulthera 是将超声波热能传导到表情肌肉层，怎么理解呢？一般的激光和射频都能到达表皮层和真皮层，而表情肌肉层则更深，包括了筋膜和肌肉层。

医生先为我敷了 20 分钟麻醉剂。如果你对疼痛很敏感，可以选择小牛奶睡眠麻醉，它不是麻醉剂，而是一种类似安眠药的东西，可以保持几个小时的麻醉期。在 1 个小时的治疗时间里，会有针刺程度的疼痛感。医生为我的全脸及颈部做了治疗，包括松弛的眼周，治疗后又为我敷了个舒缓面膜。

○ 治疗后感受：

当天脸部会有轻微红肿，从第二天开始的一周时间里皮肤有脱皮现象。别怕，这只是退去的角质。医生叮嘱治疗完成后一周禁用去角质产品，尽量减少化妆，注意加强防晒。两周左右效果开始明显，嘴角、眼角上扬，法令纹、颈纹变淡，双颊紧致、光亮、白皙。朋友们见到都说："最近去瘦脸了吗？还是开了眼角？"

○　加分点：

　　2 年内只需要做一次就能一直维持效果。它能促进胶原蛋白增生，所以除了提拉，肌肤的饱满度和细致度都同时大大改善。

○　哪里找到它：

　　首尔 Hus-hu 诊所

　　地址：首尔江南区新沙洞 610-53 楼

　　电话：0082-1588-7536

看资深美容编辑的升级版瘦身攻略

明星们都在怎么美？

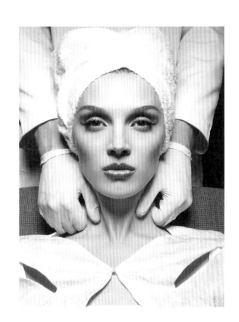

纯氧 SPA

如今空气污染对皮肤的伤害日益显著，为了给肌肤创造更好的生存环境，纯氧 SPA 项目应运而生。美容沙龙的专用氧气仓能够产生99.9% 的纯氧空间，并且时刻进行空气的净化和消毒，置身其中就相当于身处最纯净的空气中，身体每一个细胞都会充满活力。随后理疗师会运用真空按摩、高压注氧等方式定期对肌肤表面进行护理，配合精油，能够焕活身体，让护理更高效。

钻石角质护理

专业的钻石去角质疗程，要先将钻石研磨成极细的粉末，利用钻石的特殊形状来去除肌肤角质，而后配合内含抗氧化成分的精华液为肌肤补充养分。此项目可以让整体皮肤都光滑整洁，钻石粉末还会在肌肤上留下自然的闪亮光泽。

肌肤染色

对于追求自然健康感的欧美明星来说，美黑绝对是肌肤护理中不可缺少的重要步骤，特别是在需要露个肩膀、秀个美背的红毯上，一身健康有光泽的性感蜜糖肌绝对是抢镜利器。皮肤染色品牌 St. Tropez（圣特罗佩）在四季酒店开设了一个贵宾服务室，在那里你可以尝试 St. Tropez 一些最新产品，所有服务都会根据你的肌肤状况量身定做，既有能快速让肌肤上色的喷雾式美黑，也有摒除对肌肤有害光线的紫外线灯设备。此外，St. Tropez 也有亮白肌肤的 SPA 疗程，通过酸乳酒磨砂膏和乳液状的酸化物质让肌肤白皙、肤色更均匀。

黄金针 +EGF（表皮生长因子）

这个项目对于胶原蛋白的生成有点"先破后立"的意味，先留下细小的创口，再刺激它的愈合，因此治疗后有一段时间的恢复期。虽然它的效果很好，但不建议过于频繁地做，1 个半月到 2 个月做一次比较好。

原理：微针 + 热玛吉疗法。探头上布满细密的黄金小针，在刺入肌肤表皮的同时释放能量，产生 50~60℃的热力，刺激胶原蛋白生成。

治疗步骤：

1.　洗脸及敷麻醉剂。

2. 进行治疗。

3. 涂抹干细胞。

适用范围：毛孔粗大、有细纹、皮肤松弛的肌肤尤其适合，连脆弱的眼周肌肤都可以做。

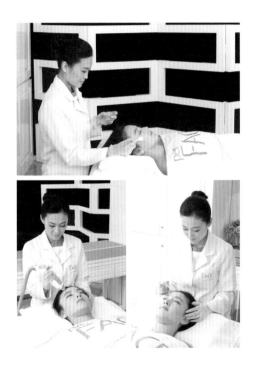

　　EGF，也就是传说中的表皮生长因子，对受伤、受损的表皮肌肤有绝佳的疗效，能够修补增生肌肤表层细胞，连烧伤病人都用它来治疗伤口。年轻时我对这些东西往往不屑一顾，胶原蛋白充足时，晒黑、痘印什么的很快就能好，可是现在不行了，尤其做完医美手术后，即使不用修复面膜也不能没了它。

在微针刺过的伤口上可以直接涂抹 EGF，我每次都大量使用，伤口完全不会痛。它不会完全被吸收，而是把肌肤包裹住了，别担心，它就是这样作用于皮肤的，可以使干燥和不适的症状大幅度减轻。隔天，我明显觉得伤口愈合得比较快。

贵妇美白针

据了解，我国台湾明星注射最多的美白针是"南光贵妇美白针"。贵妇美白针适合各种原因造成的皮肤暗黄无光泽，能减少黑色素生成，加快代谢，既能美白又能促进排毒，是一款比较全面高端的美白点滴液。

这款针剂基底液量很大，有 1000 毫升的氨基富液加 9 小支排毒美白注射液，可以跟闺密边喝下午茶边静脉注射贵妇针，每次注射时间是 4 个小时。这期间一定要有护士陪伴，一旦滚针可以随时处理。医生介绍说，针剂配方是美白成分和营养素的综合搭配，所以注射后会感到很轻松。

日式大蒜针

日本的美容针剂种类很全面，也很普遍。武田制药是日本最大的制药企业，其生产的美白针剂武田 100 和武田 500 效果特别明显，这两款针剂的基本成分是高浓度维生素 C，区别在于浓度不同。大蒜针同样来自武田制药，是一种由葡萄糖液加上维生素 B_1、维生素 B_2、维生素 C 等制成的营养剂，黄黄的还有股浓浓的大蒜味。大蒜针还能降血压哦，在日本，提不起精神的高压力人群常用它来提神，效果明显。

胎盘穴位针

上面说的日本美容针剂都可以自己进行肌肉注射，或按需求任意搭配基底液静脉注射。如想抗衰老就加两支胎盘素。胎盘素在日本早已广为应用，在药妆店随处可见胎盘素胶原蛋白饮料，还有胎盘素小点心。推荐美思满、莱乃康，这两个都是日本常用的人胎盘素品牌。

盐水注射丰胸

灰姑娘的故事大家都知道，美丽是有时限的，过了午夜 12 点，一切就打回原形。纽约外科医生 Norman Rowe（诺曼·罗）发明了一项可以维持 24 小时的短时丰胸术，仅需 20 分钟，罩杯立刻升级。方法非常简单，就是往胸部注射半升生理盐水，注射过程中不断转换针头的角度以确保注射均匀，直到胸部达到满意的形状，可惜的是，盐水会慢慢被人体吸收，效果大概只能保持 24 小时。罗表示，这种注射方式是非常安全的。模特兼演员 Shavon Jovi（沙文·乔维）就曾尝试过这个治疗。在注射麻醉剂之后，罗医生为她注射了生理盐水，她的罩杯瞬间从 A 升级到 C，约两天后，它们又回到了原来的大小。

Cellfina 治疗仪

橘皮组织一直被视为靠普通护理不可逆转的皮肤问题，按摩甚至仪器都拿它没办法，至少短期内别想看到效果。但美国 FDA（食品药品监督管理局）目前认证了一项名为 Cellfina 的治疗橘皮组织的项目。其原理是通过将细针般细小的刀片刺入皮下 6~10 毫米深处，切断纤维，使凹凸不平的位置变得平滑。相比其他侵入式治疗，Cellfina 对皮肤产生的损伤更小也更有效，效果至少可以维持一年。操作过程中医生会先对治疗部位进行麻醉，整个手术过程需要花费 15~60 分钟，视问题的严重程度而定。亲自试验过这个治疗项目的纽约皮肤科医生 Robert Anolik（罗伯特·阿诺利克）说，这个项目的治疗效果是非常显著的。治疗的花费从 3000 美元到 6000 美元不等，痛苦小且恢复快，据说 94% 的患者对治疗效果都非常满意。

涂抹式肉毒素

肉毒杆菌毒素能使肌肉收缩达到瘦脸目的，也能在一定程度上帮助减少皱纹，但通常需要注射才能起作用。可是就在 2010 年，美国加州的生物制药公司（RevanceTherapeutics）研发出了可以涂抹的肉毒素，已经进入临床试验阶段。这种新型肉毒素被称为"RT001"，事实上它就像一种新型的皮肤除皱精华。试验中，医生将这种液体肉毒素涂抹在患者眼角的鱼尾纹处，停留半个小时后再轻轻拭去，其中的神经性毒素就会自动定位目标细胞，进行治疗。跟注射肉毒素一样，它的效果也是在几天后才会慢慢显现，一般会维持 2~4 个月。美国西棕榈滩皮肤科医生 Kenneth R. Beer（肯尼恩·R. 比尔）博士说，这种不用注射的肉毒素是一种巨大的惊喜，提供了一种新选择。

LED 光疗面罩

这种神奇的美容仪器现在在韩国火到不行。由韩国制造、售价 2900 美元的 DEESSE 光疗面罩更是成为好莱坞明星都向往的美肤神器。它能够发射红光和蓝光，红光刺激胶原蛋白生成，让皮肤更紧致，蓝光消炎杀菌，有助消灭痘痘。这个面罩能恰好罩住整个脸，但医生提醒，此类仪器切忌滥用，最好每周控制在 3 次以内，每次 20 分钟，并且要注意涂抹日常护肤品。

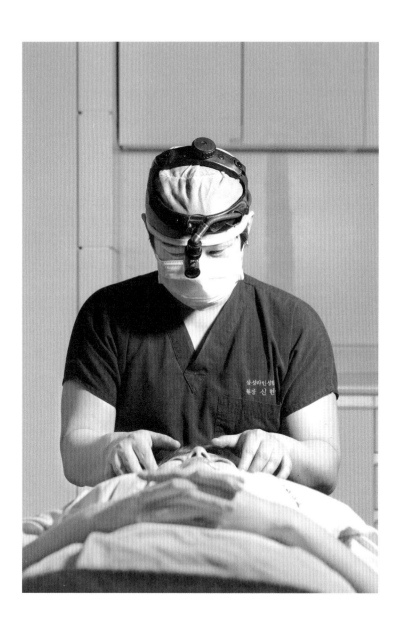

逆龄维生素注射

通过面部注射来刺激胶原蛋白再生已经不是一件新鲜事儿了，比如纽约著名整容医生 Shirley Madhere（雪莉·马德赫）的维生素注射治疗法—— VitaGlow（维生素焕颜）。这种针剂的成分囊括了维生素 A_1、维生素 B_2、维生素 B_4、维生素 B_{12}、维生素 C、维生素 D、维生素 E 和透明质酸等，注射过程中要严格控制注射剂量和速度，从而保证注射的高效性。据说这种注射的效果非常好，一位 38 岁的金融服务业高管每三个月就要做一个疗程。她认为这一注射疗法可以很好地滋养肌肤，虽然价格还是有一点贵（面部一次需要 900 美元，加上颈部共需 1250 美元），但是可以替代昂贵的护肤品。"我感觉我的肌肤状况比 20 多岁的时候还要好，现在化妆不用再考虑遮盖皱纹和瑕疵了。"无独有偶，纽约整容医生 Matthew Schulman（马修·舒尔曼）的招牌治疗法 EscarGlow（蜗牛焕颜）混合了 11 种针剂，外加蜗牛原液精华（其中包括肽、多种氢氧化物和透明质酸等成分），也吸引了不少人的眼球。

肉毒素注射 +X-Car

X-Car 是一种韩国本土产的新设备，现在在韩国都还不常见。它通过一个喷枪似的注射头，把空气注入皮下，据说可以把粘连或断裂的肌肤组织通过物理的方式破坏，来刺激胶原组织重生。每个月做一次，3~5 次之后会有比较明显的效果。

同事的除纹大作战：

颈部肌肤可比脸蛋敏感好几倍，所以照例要敷表皮麻醉剂，但说实在的，即便敷了也还是挺怕痛的。

接下来，帅哥医生开始给颈纹部位注射肉毒素，沿着两圈颈纹每间隔不到 1 厘米就打一针，疼，但是能忍住。

因为是混合了生理盐水一起注射的，所以刚打完时会出现一个个的小凸起，有密集恐惧症的患者表示接受不了。

接下来真正的主角 X–Car 才上场。注射头简单说来像个喷枪，打进皮肤会有"嘭"的一声，紧接着有空气注入。

这个仪器在脖子上打两圈，会痛到眼泪都飙出来，因为打得比较深，敷麻药也救不了，刚打完时脖子会出现点状淤青。

5 天后，所有的淤青就会完全褪去。现在距离做这个项目已经过去 1 个月，效果的确是有，但是还不明显。据说要治疗 3~5 次才会看到明显的效果。

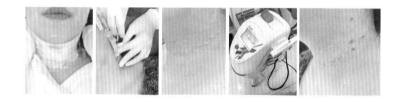

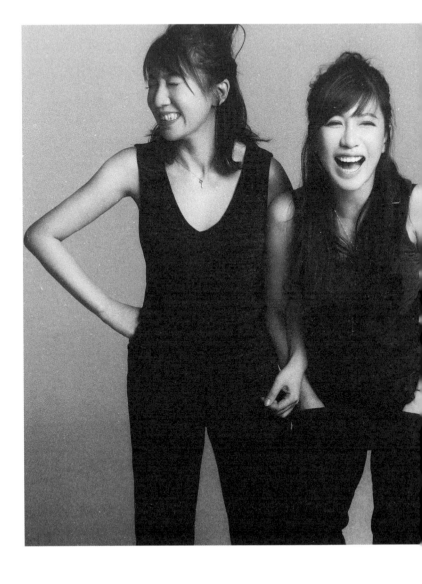

PART 3
剎手篇

买买买, 美美美!
辣妈全球血拼计划

随着高端化妆品低调撤柜转做电商，网上下单、线下体验的美容服务正当红，"互联网＋美妆"的时代彻底来了。作为时髦辣妈，我也在不断跟身边的年轻同事们取经，学着怎样在这个动动手指就能变美的时代聪明购！

七类网购美妆好去处

○ 小众尖货聚集地

推荐：www.net-a-porter.com

这个网站尽管美妆类产品不多，但个个都是尖货，聚集了很多美妆大师自创品牌，像是好莱坞明星化妆师 Charlotte Tilbury（夏洛特·蒂尔伯里）的同名品牌等。网站的 App 使用起来也超流畅，想要跟别人用不一样的，来这里买就对了。

○ 超全在线美妆超市

推荐：www.skinstore.com，www.drugstore.com

这类网站简直就是大型美妆品超市，有的已开通支付宝支付功能，最大的特点就是品牌够齐全，囊括药妆、有机品牌、贵妇级大牌，从头到脚的需求都能满足。一站式购物就点这里，而且网站经常有打折促销活动。

○ 品牌官网旗舰店

在品牌官网或天猫旗舰店下单毋庸置疑能保证买到的是正品，还有用心且精致的包装，贴心的使用示范，前提是你讲究生活品质且不缺银子。值得一提的是，现在官方网站的互动性也越来越强，比如雅诗兰黛的官网 www.esteelauder.com.cn 推出了创意编辑内容，一向擅长营销推广的欧莱雅集团品牌旗舰网站奢研美 www.mybeautybox.cn 也频繁搞各种买赠、抽奖等活动吸引眼球。

大牌也有白菜价

推荐：唯品会、聚美优品

不少大品牌都进驻了这里，主打限时抢购，有时价格便宜到堪称买一送一，不少品牌透露在这个平台上做的都是亏本买卖。这里有海量美妆话题向你推送，想要捡便宜？秘诀就是密切关注每日促销活动。但要特别注意产品的生产日期，有时便宜就意味着产品可能不新鲜。

时髦萌货这里找

推荐：www.asos.com

很多包装可爱、价格亲民的美妆品在这里都能找到，特别适合追求新奇创意的年轻女孩。美容论坛里爆红的英国本土品牌 Pixi（琵喜）、The Balm、Berry M 在这里都能搜罗到。

全球好货一手购

推荐：达令礼物店、HIGO、小红书、美铺、网易考拉海购

聚集了一众日韩、欧美还有泰国的美妆小物，连双眼皮固定器都有的卖。很多偏门品牌可能这辈子都进不了中国，但在这里你却能以很低的折扣价买到它们。

○ 大编帮你淘美妆

推荐：芭莎美容微商城

致力于做高性价比、高话题度、高时尚度的美妆品。在这里，美容编辑为你做买手，以超低价格为你谋福利，除了甄选好货，这里最独特的是还有芭莎跨界商品。关注时尚芭莎官方微信号就能找到它！

火爆辣妈圈的网购 App

○ 小红书 小红书

这是一款种草神器！不同的孕妈以及宝妈甚至明星都会在里面分享海内外购物经验，涉及消费经验和生活方式的方方面面，能让你在短时间内选到最正确的产品！这里都是正品自营，被种草之后可立即下单，方便快捷。

○ 别样 by

别样是由美国硅谷推出的一款海淘 App。各位妈妈可享受不用"翻墙"，就可以在海外知名商家下单并享受和当地完全同步的价格以及优惠活动的便捷服务。商品无差价，无须转运，无须交税，直接填写中国收货地址，就可坐等收货！

○ 棒棒糖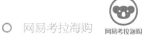

棒棒糖是一个购买海外童装和分享宝宝生活方式的平台。每天会有一些懂生活的达人爸妈，与你分享超多有用有趣的生活经验和技巧。这里各种高端的以及各个国家的小众品牌应有尽有。

○ 蜜芽

一款专门为宝宝服务的 App，从孕妈到宝妈所需要的一切物品这里都可以提供。孙俪也是它的粉丝！

○ 贝贝

集全球购、限量购、早教宝、育儿宝等类别于一身，品牌授权特卖，正品保证，最重要的是全场包邮！

○ 网易考拉海购

网易自营 App，有单独的母婴儿童分类。长期有不同的优惠券以及优惠活动，包你用最心动的价格买到最好的用品。

美妆编辑教你买

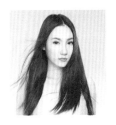

O 海淘派小格：只有想不到没有买不到

　　作为一个资深海淘派，我想告诉你，现在很多国外美妆品网站都提供直邮到中国的服务，动动手指，任何新奇有趣的宝贝都能轻松淘到。有些网站还经常提供折扣代码，赶上打折季还能省下一大笔。

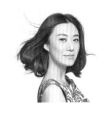

O 视觉系靓丸子：不仅要够好用，还要够好看

　　对于一个天生对质感和触感有极致追求的金牛座来说，一定要摸到、看到、闻到，那才叫真实、踏实，所以我很少网购美妆品，一切美物都要在全世界的柜台把玩一遍再抱回家，这样整个购物过程才算完整而完美。

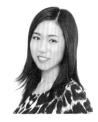

O 平价秒杀派王倩：买货在香港，件件不过百

　　我来香港不爱莎莎，独爱卓悦！因为真的太划算啦！海港城对面的卓悦里面充斥着三分之一的韩国热卖品牌。如果你没有来港的计划，那就上网吧，卓悦的香港官网上支持送货到内

地，只要下个单就坐等收货吧。

○ 精算派刘梁：机场免税店淘划算

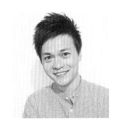

在北京首都机场 T3 航站楼的免税店就能淘到不少宝贝。娇韵诗纤颜紧致精华露是国内专柜不到 6 折的价，THE BODY SHOP（美体小铺）这种尚未进驻中国的品牌几乎是白菜价。100ml 超大容量的雅诗兰黛小棕瓶或是一盒包罗所有脸部彩妆用品的彩妆盒只有在这里才能买到。

好物推荐

❶ 悦诗风吟大自然精华面膜（柠檬）

❷ Rossini 玫瑰花蕾万用膏

❸ 涂酷（too cool for school）鸡蛋保湿亮肤洁面摩丝泡沫

❹ 凯朵（KATE）造型眉粉

我的海岛防晒百宝箱

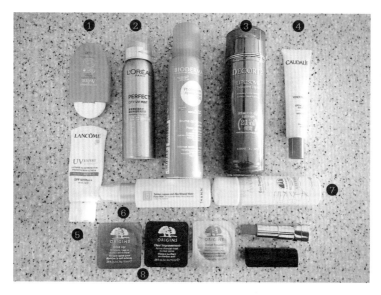

❶ 雅漾小金刚：方便携带，再小的迷你包都能放下，涂上略微有些发白。

❷ 欧莱雅防晒喷雾：全身上下一通喷，不用省，特别方便。

❸ 黛珂 Liposome（脂质体）保湿精华水：晒后立刻补水，才不会肤色不均，一块白一块黑。

❹ 欧缇丽（Caudalie）大葡萄冰激凌霜：随时用，眼部、脸部都适用，在机舱里、海边使用都特别方便。

❺ 兰蔻（Lancome）防晒霜：超级轻薄，对皮肤完全没有负担，我基本 1 个月用 1 支。

❻ 庭润（Thann）补水喷雾：也是我包里的必备品，皮肤干了、

出汗了、晒红了就喷一喷，预防胜过补救。

❼ 雅漾温泉水喷雾：如果真的晒伤了，过敏了我可就要靠它了，1个小时内不停歇地喷，基本上什么晒伤都能好。

❽ 悦木之源（Origins）面膜单次装：特别方便的差旅神器，有清洁的、保湿的、去角质的，每样带两支，差旅常备。

一款好的防晒霜应该具备4个要素：

1. 全波段防护。

2. 产品具有较高的安全性、化学稳定性、光稳定性。

3. 对皮肤无刺激。

4. 防水抗汗。

如何正确地涂抹防晒产品以及补涂？

正确的涂抹方法是轻拍，不要来回揉搓或按摩，避免产品中的粉末成分被深压入皮肤中。出门前20分钟就要涂好防晒，脸部和颈部大概需要2个指腹的用量。补涂的时候，可以用防晒喷雾再用防晒粉饼轻压，但如果有条件或在很晒的海边，还是要用SPF50、PA+++的产品，也就是既能防晒伤也能防晒老的产品重新再涂一遍。

为什么现在大部分防晒品都是物理防晒和化学防晒相结合的产品？

物理防晒成分主要是二氧化钛和氧化锌，原理就是反射或散射光线。物理防晒品不会被皮肤吸收，即涂即防晒，但是它的质地往往偏油、厚重。而且单纯的物理防晒SPF最多达到10，也就是说防晒时间很短。化学防晒的原理是光降解，所以它吸收了UVA（紫外线A）、UVB（紫外线B）之后效力会逐渐减弱，因此需要每隔一段时间就补涂。

帮熬夜妈搞定黑眼圈

熬夜妈妈最大的伤就是觉不够，而这带来的附属品就是眼下的一抹黑雾，瞬间显老 5 岁不说，整个人也超级没精神、气色差。如果你真的懒得做其他面部和秀发护理，我也想提醒你，眼部护理不能省，哪怕只有 5 分钟，也请你认真对待眼周的肌肤吧！

招数一：用贵妇级眼霜＋按摩

如果你对一瓶眼霜的需求不仅停留在出色的去黑功效，还追求愉悦的感官体验和仪式感，对功效、质地、气味、使用手法都有完美期待，那一瓶高价位的贵妇眼霜能满足你全部的期待。每天睡前抽出 5 分钟好好宠爱一下自己，保证心情、状态都能好到飞起来！

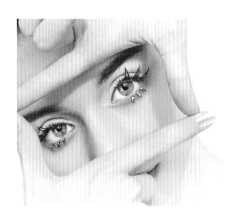

○ 迪奥（Dior）花蜜活颜丝悦按摩眼霜

吸收速度：☆☆☆☆☆

滋润度：☆☆☆☆☆

主打功效：淡化黑眼圈 + 去除浮肿 + 紧致眼周肌肤

价格：￥1300/15ml

淡淡的玫瑰味和延展性极佳的乳霜质地带来很愉悦的使用感受，搭配的按摩棒的清凉触感能帮助眼部浮肿与黑眼圈消退，白瓷按摩滚珠与金色按摩球面能令格兰维尔玫瑰的护肤功效提升数倍。

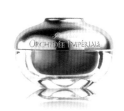

○ 法国娇兰御廷兰花卓能焕活眼唇霜

吸收速度：☆☆☆☆☆

滋润度：☆☆☆☆☆

主打功效：淡化黑眼圈 + 去除浮肿 + 紧致眼周肌肤

价格：￥1800/15ml

质地润而不油，抹在肌肤上能即刻融化，无须任何摩擦，在指尖的作用下就能快速被眼周肌肤吸收。

○ 纪梵希墨藻珍萃黑金眼霜

吸收速度：☆☆☆☆☆

滋润度：☆☆☆☆☆

主打功效：淡化黑眼圈 + 去除浮肿 + 减少细纹

价格：￥1900/15ml

眼霜呈黑金色，触感柔润，抹在肌肤上，黑色霜体瞬间变透明。产品专门配备了全新按摩挑棒，结合纪梵希实验室专家研发的奢华黑金按摩手法，使眼霜的功效翻倍。

招数二：去黑神科技

想要更加快速地赶走恼人的黑眼圈，希望化妆台上的这个小瓶身里有着能媲美医美的神奇功效，那就试试这些蕴含强大科技力量的眼部产品吧。

○ Quanis 玻尿酸微针眼贴

吸收时间：1~5 小时（可以过夜）

主打功效：淡化黑眼圈 + 去除浮肿 + 紧致眼周肌肤

价格：￥1580/6 组

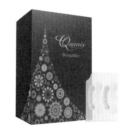

日本专利的黑科技帮助迅速解决眼周三大问题：眼周细纹、眼袋、黑眼圈。采用无创可溶微针注入技术，微针通过肌肤给药，使精华成分进入体内，发挥相应的功效，避免了疼痛、卫生、操作技术等问题。可以用在眼周、川字纹和法令纹，简单说就是哪里有纹贴哪里。

○ 肌肤之钥（CPB）晶致眼霜

吸收速度：☆☆☆☆☆

滋润度：☆☆☆☆☆

主打功效：淡化黑眼圈 + 紧致提升 + 减少细纹

价格：￥1980/15ml

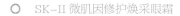

延续"3D 立体眼周艺术美学"概念，通过三度空间的护理解决不同眼部需求，再配合CPB的独家按摩手法，可以全面对抗眼周各种问题。

○ SK-II 微肌因修护焕采眼霜

吸收速度：☆☆☆☆☆

滋润度：☆☆☆☆☆

主打功效：淡化黑眼圈 + 紧致提升

价格：￥590/15g

这款眼霜含有 SK-II 强大的 RNA 科技 X PITERA™ 经典成分，能促进眼部血液循环，有效对抗黑眼圈。除此之外，它还是提升小能手，能改善眼周肌肤的衰老和松弛。

○ 赫莲娜（HR）至美溯颜菁华眼霜

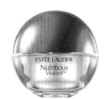

吸收速度：☆☆☆☆☆

滋润度：☆☆☆☆☆

主打功效：淡化黑眼圈 + 减少细纹

价格：￥980/15ml

这款眼霜的灵感源于诺贝尔奖"SASP 衰老负因子"革命性议题，除了淡化黑圆圈，眼霜里蕴含的高浓度珍稀阿尔卑斯高山雪绒花精粹还能减缓眼周肌肤的衰老。

招数三：敏感肌爱上纯天然

如果你是敏感肌，眼部很容易生脂肪粒，选择眼霜也应优先考虑内含植物成分的纯天然产品，加一点轻柔的按摩，可以缓解眼部的压力。质地轻盈的眼霜也可以全脸使用。

○ 雅诗兰黛鲜活亮采眼部凝露

吸收速度：☆☆☆☆☆

滋润度：☆☆☆☆

主打功效：淡化黑眼圈 + 减少细纹

价格：￥350/15ml

它是冰冰凉凉的果冻质地，用完后感觉很舒服，不会有丝毫的黏腻感。除了能淡化黑眼圈，它的保湿效果也很好。我个人会把它放在冰箱里，缓解浮肿还提神！

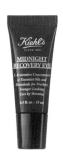

○ 科颜氏夜间修护精华眼霜

吸收速度：☆ ☆ ☆ ☆

滋润度：☆ ☆ ☆ ☆

主打功效：淡化黑眼圈 + 减少细纹

价格：￥350/15ml

这是一款针对夜间修复的眼霜，能在你睡美容觉时促进眼部肌肤血液循环，各种天然的精油成分让即便是敏感肌的你也可以安心、舒适地使用。

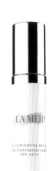

○ 海蓝之谜赋活提亮眼部凝露

吸收速度：☆ ☆ ☆ ☆ ☆

滋润度：☆ ☆ ☆ ☆ ☆

主打功效：淡化黑眼圈 + 舒缓镇定

价格：￥1300/15ml

作为治愈高手的海蓝之谜，其眼霜的治愈功效也很强大。这款眼霜含有品牌灵魂成分、传奇修复能量神奇活性精粹，能瞬间提亮眼周肤色，可在眼妆之前作为打底产品使用在眼睑处。

全球宝宝产品吐血推荐

美英：功效派

○ 丝塔芙婴儿身体润肤乳

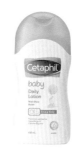

丝塔芙这个美国牌子不仅洁面出名，润肤乳也很火。在妈妈群里随便问 10 个妈妈，就有 9 个家里屯着各种丝塔芙润肤乳。它不仅无色无味，还超细腻滋润。这瓶是小婴儿专属，还有超级大罐的，朱丹也在小红书上力荐，妈妈可以和宝宝一起用，不屯着几罐都没有安全感。

○ 妙思乐贝贝洁肤露

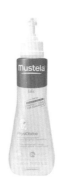

这依然是妈妈圈中的口碑品牌，从洗护品到屁屁膏、液体爽身粉还有这款清洁露，都是明星产品。之所以着重推荐这款，是因为带孩子出门难免遇到要处理便便的情况，这支简直能瞬间拯救这些窘迫情形，不仅完美清洁，免洗，淡淡的香气还能赶走异味，对宝宝的皮肤也有保护作用。简直是神器！

○ 加州宝宝金盏花面霜

新生儿的肌肤屏障还没有建立好，应该好好保湿。这款金盏花面霜也是明星产品，清爽好吸收，特别适合夏天出生的宝宝。如果是生活在北方的宝宝，冬天用这款面霜会有点不够滋润，夏天用刚好。除此之外，加州宝宝的预防感冒泡泡沐浴露也是明星产品，值得收。

○ A+D 新生儿护臀膏

这款不仅仅是明星护臀膏，还能有效帮助擦伤的肌肤愈合，宝贝的小手乱抓有时会不小心弄伤自己，擦上这款护臀膏，消红和愈合都很快。此外，它还可以预防尿布疹。

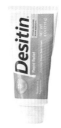

○ Desitin 护臀膏

这款护臀膏可解救过不少红屁屁的小朋友，在妈妈圈真是人手一支的节奏，国外的超市里售价不超过 50 块人民币一支，性价比超高。它不易引起过敏，含芦荟提取物和维生素 E，适合宝贝娇嫩的皮肤，但它含氧化锌，有些妈妈会介意，不过我是那种认为红了屁屁先控制事态最重要的派系，不做日常护理用就没有任何问题。

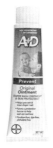

○ AVEENO（艾惟诺）婴儿每日倍护润肤乳

这绝对是妈妈圈里的网红单品，它质地清爽，含有丰富的燕麦滋养成分，温和有效，能被婴儿稚嫩的肌肤迅速吸收，使其柔润光滑，保持水嫩，还可强化宝宝的肌肤屏障。 这也是美国小儿科医师推荐的产品。

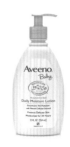

○ Childs Farm（宝宝农场）婴儿洗发沐浴

Childs Farm 是英国本土老牌专业婴儿洗护品牌，在英国妈妈圈中几乎无人不知的。它家产品主要针对敏感性肌肤人群，采用的都是纯天然有机抗过敏因子，主推的产品有婴儿防晒、沐浴、润肤等产品。它的好多产品销量都是长期在英亚同类产品中排第一，深受本土妈妈的喜爱和认可，在国际上知名度极高。

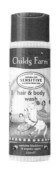

日本：呵护更全

○ 和光堂防水防晒乳 SPF35/30g

新生儿非常需要多晒太阳,为了保护皮肤,防晒品必不可少。这款采用的是与婴儿皮肤成分非常接近的天然配方，不含酒精、防腐剂、色素，含有保湿精华，重点是还防水。带宝宝出游和去室外游泳时都带上它吧。

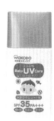

○ 佐藤滋润万用霜

　　这款万用霜静静地躺在每一个去日本购物的准妈妈的清单中。它的质地是接近凡士林的那种膏状，但涂抹时也不会油腻，延展性很好。它含有维生素 A 和维生素 E 等高滋润成分，对婴儿的苹果脸以及鼻下、唇周的口水疹超有效果。

辣妈朱丹推荐：

○ LOSHI 日本马油

　　去日本几乎人人都会带瓶马油，奈何马油品种太多，好多人看到"马油"两个字就出手，忽略了品牌。这款 LOSHI 的才是口碑货，它是乳液质地，抗敏感、高保湿、高渗透，可以当护手霜、身体乳，妈妈宝宝日常护理可以一起用，特别适合心大的妈妈。

○ Madonna 婴儿马油万用膏

　　这款膏简直是万能的，同事家宝宝从出生后就在用，用空至少四五罐。带宝宝下楼逛一圈小脸蛋红了，涂一点一会儿就恢复了。有了这款万用膏，再配合日常护理的屁屁膏，她家宝宝从未红过屁屁。有时候喂过奶她也会涂一点在乳头上，只因其成分特别天然，微黄的膏，化开就是纯纯的马油。

○ 贝亲新生儿凡士林

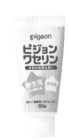

日本有很多出名的新生儿护理产品都是凡士林那种膏状质地的，只因为新生儿的皮肤屏障没有建立完整，很容易受到外界环境的刺激，出现小疹子、泛红，尤其是出生在北方冬季的宝宝，乳液根本不够。这种厚厚的质地能在宝宝肌肤上形成保护膜，也能起到很好的滋润效果。

○ Mama & Kids（妈妈宝贝）婴儿沐浴泡沫

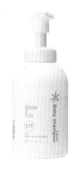

光看品牌的名字就知道这是一个母婴品牌，在妈妈圈非常有名。这瓶沐浴泡沫也是口碑产品，它呈弱酸性，即使泡沫沾在宝宝眼睛上也不会难受。按压喷嘴，就会产生细腻泡沫，用一只手也能快速给宝宝洗个澡。当了妈你就知道单手能操作一件事有多么重要了。

法德：敏感宝宝之选

○ 喜宝（HIPP）小海狮沐浴露

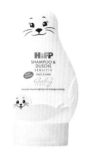

当妈妈的家里没有喜宝的影子相当于时尚编辑没有一只LV。喜宝的产品从奶粉、米粉等辅食到婴儿日常洗护用品，都超级有口碑。小海龟面霜和小海豹沐浴露造型可爱，再适合小朋友不过。

○ Bonpoint 挚爱泡沫沐浴乳

这是我家小孩从出生就在用的产品，它质地温和，味道也特别清淡，那是樱花、棉花、橙花在一起的嗅觉享受，宝宝也特别喜欢这个味道。它既能清洁皮肤，除去污垢和细菌，又不会造成皮肤天然防护层受损，可以保持皮肤的酸碱平衡与稳定。

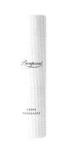

○ 贝娜婷（Penaten）婴儿万用膏

这是好朋友从德国带回来送我的，小小扁扁的铁盒没想到有这么大能量。宝宝的皮肤受到风吹日晒蚊虫叮咬，就会泛红发痒，用这盒膏局部涂一涂，很快就好。用它来对付宝宝的屁屁清洁不及时起的尿布疹也特别管用，日常带出去超方便，就喜欢这种万用膏。

○ Boiron 金盏花面霜

这瓶面霜是所有我接触过的婴儿护肤品中质地最独特的，有点像奶油慕斯，涂在宝宝脸上很快就能融化吸收。这罐是很多湿疹宝宝妈妈的最爱，因为不管是渗出型湿疹还是干燥型湿疹，用这款面霜都能很快缓解。

O 施巴（Seba）婴儿护肤霜

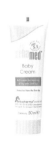

施巴也是一个德国口碑品牌，好多
私立医院还有游泳中心用的都是这个品
牌的洗护产品，可见其在中国的认可度
还是相当高的。带宝贝出门时，放一支
在包里，取用卫生又方便，面部身体一
支搞定。

O 哈罗闪（Sanosan）新生儿护臀膏

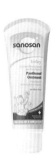

依然是德国非常有口碑的品牌，这
支护臀膏的膏体白白的，适合日常护理
使用，不是出现红屁屁后的急救产品。

澳新：纯天然植物系

O QV 保湿霜

貌似现阶段最火的澳洲婴儿洗护品牌就是它了，它是澳洲儿科医
师推荐产品，刘涛给自己家宝贝用的就是这款，我家孩子也用了两大
罐。它的膏体是白色的，无味，吸收特别快，质地不稀薄不厚重恰到
好处，给宝宝洗完澡后从脸到身体都可以用这一罐搞定。它方便耐用，
好用到无可挑剔。

○ 宜可诚（eco Store）洗发露

eco Store 是新西兰品牌，产品不添加任何有害添加剂或化学物质，不采用动物实验。这支宝宝天然洗发露，含从椰子油、葵花油中萃取的天然洁净成分，可温和清洁小宝贝的头发。它采用天然无泪配方，能保护宝宝眼睛，将刺激减小到最低。

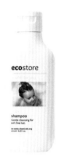

○ Sudocrem 屁屁霜

这罐简直是网红产品，它是专门治疗小宝宝的尿疹、湿疹的，但是网上好多人用它去黑头、收缩毛孔，据说效果超赞。它能帮助舒缓婴儿细嫩的皮肤，保护其不受到进一步的伤害。Sudocrem 还可以用于其他的皮肤问题，如保护受伤的皮肤不受到细菌感染从而更快速地愈合，抗菌和杀菌等。

结束语 /

有多自律，就有多美

　　女人都喜欢悄悄地变美，不经意地与好友见面，她睁大眼睛惊讶地说："你开了眼角吗？""当然没有呀！"其实心里暗爽，最近每天在家用射频仪 + 上扬心机眼线 +5 倍纤长卷翘防水睫毛膏真是没有白费！

　　天生丽质的女人凤毛麟角，但是如果你凭着基因赐给你的 70% 的好底子，从此不在意、不经营，最终一样会跌回平均分。一国际护肤品牌曾经做过一次长达 50 年的跟踪调查：一对同卵双胞胎同样美貌白皙、身材匀称，但是她们生活在不同的环境中，有着截然不同的生活习性和对待美丽的信念；在 50 年后，一个依旧光彩照人肌肤紧致，另一个则在抽烟、日晒、无度夜生活、暴饮暴食的侵略下惨不忍睹，状态与 60 岁老人无异。

　　而那些我们经常以为生得好所以才能一直美下去的明星，真的只是得来全不费工夫吗？赫本身高 1.70 米，终生体重不曾超过 50 公斤，80–56–80 的三围如同钢铁意志一般伴随了她一生，她形容自己的胃如同"长在身体里的天平——一旦吃够了，再多一口也无法塞进去了"。而麦当娜的神圣饮食清单更是被很多女人奉为最高指示。她只吃鱼、谷物、粗粮、一些稍加烹调的蔬菜或沙拉，坚决抵制肉、蛋、芝士、盐、防腐剂和甜食，而且她无论吃什么，每一口至少咀嚼 50 下。她们之所以能够如此严格地将瘦身使命坚持多年，都在最开始得到了一套魔法口诀，只有三个字，非常简单，就是"不，谢谢！"没有人一生永远心想事成，无须费力，你看到的荣光都是那些有意志力的女人默默修炼的结果。Vidal Sassoon（维达沙宣）顶级时尚总监、BBC 著名主持人卡洛琳·考克斯还将这种自律的精神总结为背后的"责任感"，这些美丽的女人觉得自己有义务和权利去挖掘自己惊人的身材和容貌之美，展现出自己的独特个性。她们始终保持着童真的好奇心去探索，不断开发，不断完善，不断释放。简而言之，就是她们真的花了大把金钱、时间和心力去让自己更加美好和有吸引力。

你可以天生不美，但你不能放弃努力！有多少付出就有多少收获，我们永远不要怀疑这句话，没有人生来忧伤，别去等待别人让我们坚强。

女儿多多成长日记

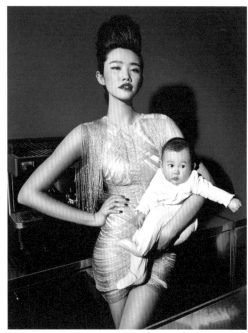

｜7个月登上《时尚芭莎》大片

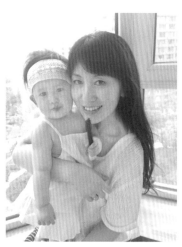

｜8个月 拍摄《辣妈心语》微电影

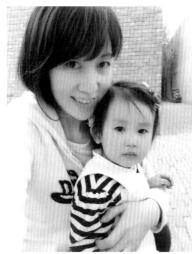

| 16 个月

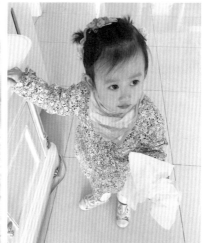

| 1 岁半

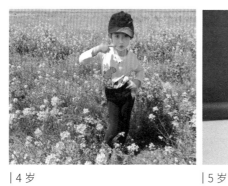

| 4 岁

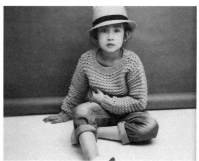

| 5 岁

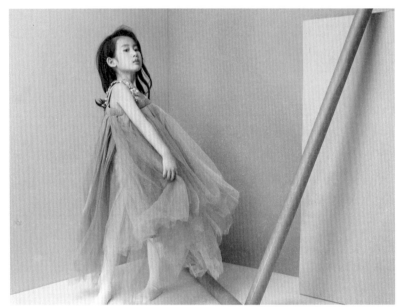

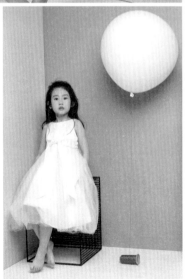

| 为摄影工作室拍摄儿童时尚大片